湛庐CHEERS

与最聪明的人共同进化

HERE COMES EVERYBODY

学会看病

徐昊 著

河南科学技术出版社
· 郑州 ·

推荐序

我曾经是一个不称职的医生

2007年硕士毕业，我开始从事妇产科医生的工作。那时候，我已经取得了执业医师资格证并在医院注册，是一个合法的执业医师。但是，我真正开始反思医生这个职业和思考这份工作的意义，却是在5年之后。

2012年，我的太太怀孕了。我以孕妇家属的身份，真正全程参与了一次孕产过程。一直到2013年初我的女儿诞生，我才愕然发现：一个孕妇所真正经历的和我每天工作自以为的竟然那么不同！然后我进一步反思了自己之前的从业经历，最终不得不痛苦地承认：过去的5年多，我实在是太不称职了！

从准备怀孕开始，我的太太就非常紧张、焦虑。由于工作、年龄等各方面的因素，在某个时间段内怀孕、生孩子成了她那段时间最重要的“KPI”（关键绩效指标）。这时候我发现，我作为医生给出的哪怕是一个简单的建议，在她那里都可能是加重她焦虑情绪的重重的砝码。

更要命的是，孕妇的这种焦虑情绪不会随着怀孕成功而减弱；恰恰相反，随着孕周不断增加，检查项目不断增多，令孕妇紧张、焦虑的元素也在与日俱增。胎儿畸形筛查、妊娠期并发症……似乎每次产检总能发现一些令人担心的指标异常。后来情况严重到，每到产检的前一天，我的太太就会紧张得睡不好觉，生怕再发现什么新的异常情况。

除了情绪上的紧张、焦虑，孕期还会给孕妇带来生理上的改变和不适感。这时候我发现自己作为一个妇产科医生，除了告诉她“你有哪些问题”之外，在帮她改善生活质量方面几乎是无能为力的。很多时候，我知道某些做法可能会有这样的风险或者那样的可能，但应该如何避免、怎样改善呢？我发现我其实并不知道，我的有些建议甚至还是错误的！

在工作了 5 年之后，我发现自己之前从老师那里学来的一些经验已经过时，甚至有些经验其实是医生出于自己的利益最大化，而非为了患者的利益而给出的建议。在我太太怀孕之后，我才更加细致地去查阅了更多文献资料，才知道自己之前所犯的错误是多么愚蠢。而且我发现自己之前所做的工作，更多的只是在拿一些可能的风险来吓唬患者，并没有给出应有的支持。

医生的格言是“偶尔治愈，常常帮助，总是安慰”。而我经常拿“偶尔治愈”来做借口，却忽视了医生最重要的职责——“帮助”和“安慰”。

尽管如此，我的太太已经非常幸运了——她的丈夫就是妇产科医生。如果她有什么问题，可以马上得到答案；如果她要去医院做检查，有人会提前给她排队付好钱、挂好号，她自己就省去了焦急等待的劳苦；报告单出来之后，她不必再去排队看医生，可以第一时间从自己丈夫那里得到解答。

以上这些对于绝大多数孕妇来说，都是令人羡慕的“特权”了。她们不得不挺着大肚子一趟趟地跑医院、找医生，排队等待，茫然无措。然后最终从医生那里得到的诊断可能都不够发一条 140 字的微博，甚至连对错都不能保证，更不要说医生对孕妇生活和情绪上的关心了。而我，曾经就是那样的医生！

曾经的我作为医学生和年轻医生，深深地为医生这个职业鸣不平，认为社会对医生不公，医生付出太多、得到的回报太少，进而总是牢骚满腹、怨气丛生。直到经历了那段作为孕妇家属的时光，我才重新认清了自己的问题。医生确实有自己的苦衷，但是这个社会上哪个职业没有自己的苦衷呢？而在医患关系中，医生是占有资源的一方，也是这个关系中强势的一方。因此，医生才是缓解医患矛盾时需要做出最大努力的那一方。

人的天性决定了人总是从自己的角度思考问题，以至于自身的不足会成为一个人最大的盲点。而只有在作为患者或者患者家属时，我们才有机会从外部视角重新思考自己作为医生的身份。

徐昊医生的这本书讲的是医学常识。在我看来，很多常识连医生都未必知道。这本书，最应该学习和反思的群体，恐怕是医生；而中国最应该被科普的群体，可能也是医生。

丁香医生医学总监
田吉顺

Part 5 明天之前：我们能否对抗衰老、疾病和死亡

Part 1

看病之前：你的“医商”够吗

医，治病救人。医院、医生、医疗系统，是每个人从出生到死亡必然会接触的事物。你了解它们吗？你做好准备来面对这些必然会遇到的“朋友”了吗？

Part 1

测一测

医院里除了白色，还有很多其他的颜色，以下哪种说法是错误的？

A 中国医院里医生的手术衣和洗手衣都是白色的。

B 不同颜色的制服可以更好地区分医务人员的职能。

C 医生可以通过戴不同花色的手术帽来彰显个性。

D 手术室的地板、墙面以蓝色和绿色为主色调，是为了缓解手术医生对红色的疲劳。

扫码下载“湛庐阅读”App，
搜索“学会看病”，
获取问题答案。

01 为什么社会进步了疾病并没有消失

1. 伴随着几千年来人类的发展进化史，疾病也在不断地发展和变化。
2. 种植作物、饲养牲畜、文明扩张、工业爆炸，甚至是科技革命，每一个我们津津乐道的巨大发展都带来了新的疾病。
3. 虽然人类的寿命延长了许多，但疾病并没有减少，反而增多了。我们在疾病面前也变得战战兢兢，生怕自己所拥有的一切被它夺走。

Dr. X 说

每个人生命中都会遇到疾病，在所有内容开始之前，我们先来了解一下疾病的历史。让我们来看看在远古采集时代、农业定居时代、文明扩张时代和工业科技时代，我们人类都在和什么样的疾病做斗争。

在不同的时代，都是哪些疾病“你方唱罢我登场”呢？疾病在人类社会的发展中到底扮演着什么样的角色呢？

远古采集时代：
人类寿命不长却远离疾病困扰

说到远古采集时代，你可能会觉得那个时代的卫生条件简陋不堪，一定是疾病丛生、人类生活质量堪忧。

实际情况并非如此：远古人类很少受到疾病的侵扰。他们人口数量少、密度低，没有固定的居所，几十个人就是一个群落，以采集狩猎为生，不断迁徙。这样的生活状态有很多优势：

- 人口少且密度低，使人们不容易受到传染病的侵扰；
- 频繁的迁徙不会污染水源，也不会引来昆虫和疾病；
- 没有畜养牲畜，远离了人畜共患病的重要传染源；
- 食物来源丰富，营养相对均衡；
- 意外事故频发，如与动物搏斗、从悬崖掉落等，导致死亡率比较高、种群年龄比较小，远离了与衰老相关的疾病。

早期的人类就好像现在原始森林里的动物一样，健康活跃，少有疾病困扰。

农业定居时代：
群居和畜牧带来繁荣也带来了疾病

随着人口的增多、猎物的减少，人类学会了耕种和畜牧。人类开始聚集之后，传染病就来了。除了人之间出现了传染病的蔓延，畜牧业的发展使得牛、羊、马这些动物长期与人类一起生活，在这种环境下，许多微生物经过不断演化，转变成可以影响人类的重要病原。结核和天花是从牛身上来的，猪带来了流行性感冒（以下简称流感），马带来了鼻病毒，家禽带来了禽流感……动物不断丰富着人类的疾病库。它们的影响还远不止如此。动物的卫生状况堪忧，随意排便，甚至有些动物还喜欢在泥坑里打滚，食用粪便。微生物大量繁殖，于是，寄生虫来了。

人类饮食不经煮沸，肠道蛔虫开始在人体内长期寄生，从而引起人类营养不良，虫卵还伴随着粪便不断传播；人们光脚下田干活，血吸虫钻进人体，进入肝脏和脾脏，引起了肝硬化和脾肿大；人类为自己创造了温暖、湿润的环境，殊不知这更是蚊子和昆虫滋生的温床，蚊虫叮咬让疟原虫得以传播，造成了贫血和高热。

人类群居，共用水源，却缺乏基本的健康常识。简单来说，那个时代人们喝水、清洗和排泄都在一条河里。于是，胃肠道传染病成了健康的终极杀手。伤寒和霍乱一旦发作，在当时的医学水平下，几乎无人可以幸存。

定居还有一个副作用，就是人们营养摄入的失衡。远古时代，人类狩猎采集，食物种类丰富，营养摄入均衡。但是定居之后的人们，种植小麦就只能吃小麦，种植水稻就只能吃水稻，种植土豆就只能吃土豆，难以获取丰富的水果和蔬菜，也难以获得多种家禽和肉类。于是，人们就有了由缺少维生素 C 引起的坏血病和由缺少维生素 B_3 引起的糙皮病。日本在近代还因为食物品种的不足，导致人们粗粮摄入少，引起了各种营养性的疾病。

在人类文明刚刚发源的时代，人群越密集，传染病越横行，这也使当时的人口增长受到了很大影响。

文明扩张时代：帝国打赢了战争却输给了疾病

远古时期，由于高山、河流和大海的阻隔，每个地区都有自己相对特定的疾病。经过数十代居民的自然选择，对疾病抵抗力弱的人逐渐死亡，抵抗力强的人活了下来，并且不断繁衍生息。因此，人们对某些特定的疾病逐渐产生了抗体，并且与之形成了一个相对平衡的相处状态。

但现实不会一直这么理想。就像《枪炮、病菌与钢铁》中所阐述的内容一样，随着文明扩张的开始，欧亚大陆各个帝国轮流称霸，大航海时代哥伦布发现美洲，东西方在丝绸之路上进行频繁的贸易交流，曾经相对稳定的疾病又找到了肆虐的旷野。

古罗马帝国在全盛时期扫平四野，带来了无上的荣耀，也带来了无边的瘟疫。这场瘟疫使 500 万人口丧失了生命——这 500 万可是古罗马帝国当时人口的 1/4。现在人们推测那场瘟疫可能是从远方而来的天花。

鼠疫就更加恐怖了，会使患者在短时间内死亡，被冠以“黑死病”这样恐怖的称号。其实它的病原体就是老鼠身上的鼠疫杆菌，被跳蚤带入人体，从而发病流行。据记载，中世纪的欧洲有 1/3 的人死于黑死病。关于它的传播原因，有人说是蒙古人围攻贸易城市法卡时用投石机把鼠疫患者的尸体投进了城市，也有人说是携带鼠疫的老鼠乘帆船跨过了英吉利海峡。无论是战争还是贸易，只要有人口流动，就可能会造成传染病的大规模流行。

哥伦布把生猪带到了美洲，美洲大陆从未有过的猪流感让印第安人溃不成军；西班牙人进攻阿兹特克帝国和印加帝国也都是用天花开路。虽然欧洲人几乎不费吹灰之力就殖民了美洲，但是故事并没有结束，欧洲人并不能全身而退。他们从美洲凯旋的时候，除了满载的战利品之外，还带回了一样东西——梅毒。

拿破仑时期，这位不可一世的将军入侵俄国，他除了没有料到西伯利亚的寒冬之外，更没有想到“斑疹伤寒”这种疾病。斑疹伤寒是一种由立克次体引起的急性传染病，老鼠是传染源，体虱是传播媒介。简单来说，这是一种人－虱－人传播的疾病。军队里所有战士吃住在一起，卫生条件又非常简陋，60 万法军几乎全军覆没，无人生还。

工业科技时代：人类的疾病更多地转向了自身，而我们与自身的斗争才刚刚开始

进入工业时代之后，人类自身的发展已经开始创造和改变世界了。同样，人类的医学发展也开始反过来影响疾病的进化。

例如，我们知道了细菌的存在，发明了消毒法和抗生素；我们了解了人体解剖结构，建立了一系列的临床医疗体系；我们用药物治疗细菌感染，局部感染严重的部分还可以通过外科手术切除。人们甚至发明了疫苗，让鼠疫、天花这些曾经令人闻风丧胆的疾病几乎绝迹。人们学会了早期诊断、隔离和规范化治疗，让麻疹、水痘这些曾经可以夺取人类生命的疾病，逐渐开始以影响力较弱的形态存在。虽然流感依然是会引起患者死亡的重要疾病，但是人们面对传染病时似乎没有那么害怕了。

从某种程度上讲，这个时代的烈性疾病变少了，慢性疾病却变多了。

比如，工业的早期发展催生了一些职业性疾病。当时的人们缺乏防护意识，在职业活动中长期吸入生产性粉尘，患上了难以治愈的尘肺病。工业的废物排放污染导致了更多的疾病，如由重金属中毒引起的肾衰竭、由镉中毒引起的“痛病”[①]等，甚至室内装修的甲醛污染让许多儿童患上了白血病。

不只如此，生活方式的改变也导致了许多新型的疾病，如抽烟引起了肺气肿、肺癌，喝酒引起了酒精中毒和肝硬化。寿命的延长也让许多退行性疾病得以出现，如骨关节炎、腰椎间盘突出、阿尔茨海默病等。

人类的生活方式变得复杂，沉重的压力催生出许多心理疾病；频繁的加班、熬夜让猝死成为危及年轻人生命的重要问题；输血管理的疏漏和性开放，成为艾滋病传播的主要原因；恶性肿瘤的频发更是把矛头指向了空气污染、电磁辐射；而过多食用垃圾食品、久坐等不良生活方式，带来的就是爆发式的

① “痛病”起源于日本富山县。从20世纪初期开始，该地区的水稻普遍生长不良，1931年又出现了一种怪病，患者大多是女人，病症表现为腰、手、脚等关节疼痛。

“三高”、肥胖、心血管疾病和糖尿病患者数量上升。

伴随着几千年来人类的发展进化史，疾病也在不断地发展和变化。种植作物、饲养牲畜、文明扩张、工业爆炸式发展，甚至是科技革命，每一个我们津津乐道的巨大发展都带来了新的疾病。虽然人类的寿命延长了许多，但疾病并没有减少，反而增多了。我们在疾病面前也变得战战兢兢，生怕自己所拥有的一切被它夺走。

疾病，就像一个躲在阴影里的声音，不断提醒着你：每个事物都有两面性，你得到的越多，失去的也就越多。

02
医院是怎么来的

1. 医院一开始设立时是供人避难用的，后来才逐渐发展成为满足人类医疗需求、提供医疗服务的专业机构。
2. 医院按照功能来分，主要分为 4 个部门：急诊部、门诊部、住院部、支持部门。
3. 医院名称的来历很有趣。如果一个人想用自己的名字命名医院，方法是：最好做总统，其次做老板，最后才是做医生。

Dr. X 说

hospital（医院）一词来自拉丁文，原意为“客人”。因为医院一开始设立时是供人避难用的，还备有休息间，有招待的意图。后来，它才逐渐发展为满足人类医疗需求、提供医疗服务的专业机构，成为收容和治疗患者的服务场所。

据记载，我国西汉年间，黄河流域一带瘟疫流行，汉武帝刘彻就在各地设置了医治场所，配备医生、药物，免费给百姓治病。这就是中国医院的雏形。

医院的构造

我们现在看到的医院都有几栋大楼，有的大型医院甚至是多楼群建筑，但其实从功能上来说，医院大多分为 4 个部门。

1. 急诊部

为情况紧急的患者提供服务的部门叫急诊部，现在一般称作“急救中心”。急诊部一般处理危急重症患者，患者可以直接走进去，还有一条专门的通道是为急救车准备的。

2. 门诊部

负责治疗所患疾病并不紧急、不需要住院治疗的患者的部门叫门诊部。门诊部会依照各种疾病分科室，一般负责疾病的初诊、复查。门诊部也可以做手术，但一般都是小手术，患者做完之后观察一下即可离开。

3. 住院部

需要住院治疗的患者所住的地方叫住院部。住院部也依照各种疾病分科，以病床为单位。床位的多少是衡量医院规模大小的重要指标之一。

4. 支持部门

支持部门包括药房、手术室、影像科、检验科、病理科等，为以上三个部门提供医疗协助。

那么，除了 ×× 省立医院、×× 人民医院之外，那些有意思又有格调的医院名字是怎么来的呢?

医院的名字是怎么来的

从中国的中山医院、白求恩医学部、邵逸夫医院，到美国的梅奥医学中心（Mayo Clinic）、安德森癌症中心（MD Anderson Cancer Center）、约翰·霍普金斯医院（The Johns Hopkins Hospital），这些名字对于医学专业人士来说无不如雷贯耳。那么让我们发挥想象力设想一下，如果想用自己的名字命名医院，有哪些方法呢？结论写在最前面：最好当总统，其次当老板，最后才是当医生。

1. 当总统

中国近代民主革命的伟大先行者、中华民国临时大总统——孙中山先生，他的名气大到很多城市都有一条中山路，中国人都熟悉中山装，当然还有众多的中山医院。最有名气的中山医院非复旦大学附属中山医院莫属，厦门大学也有附属中山医院。但广州的却不叫中山医院，而是中山大学附属第一、第二、第三医院，其中中山大学附属第二医院又叫中山大学附属孙逸仙纪念医院。

熟悉中国近代史的人都知道，孙中山本名孙文，字载之，号日新，又号逸仙，名字里根本没有提到“中山”二字。孙中山有过不少化名，如陈文、山月、杜嘉偌、公武、帝朱、高达生、吴仲等，以及杞忧公子、中原逐鹿士、南洋小学生、南洋一学生等笔名。“孙中山”这个名字由他流亡日本时的化名“中山樵”衍生而来，后来广为人知，故称“中山先生”。

除了孙中山先生的历史影响力之外，他与医学的不解之缘也成为命名中山医院的重要原因。孙中山认为“医亦救人之术”，大家可以通过战胜疾病使国家强盛起来，所以他原本打算通过学医来救中国，并且一直对医学有着独特的感情。

孙中山的母校是广州博济医院附属南华医学堂，后来他转入香港华人西医书院（香港大学李嘉诚医学院前身），以孙逸仙的名字注册入学。和现在一样，当时的医学院本科也是五年学制。值得一提的是，孙中山在毕业考试中获得了全年级第一的成绩，受到了当时香港总督罗便臣亲临颁奖。他毕业后，在澳门镜湖医院当西医师，后来又在澳门大街“中西药局”行医。虽然行医时间不长，但是孙中山的确是地地道道的医学人。

1924 年 2 月，孙中山授命下属筹办广东大学，并在学校建立后第二年开设了医科专业。1926 年，广东大学改名为中山大学，后来就有了中山大学附属第一医院、第二医院（孙逸仙纪念医院）和第三医院。

除了中山医院，用总统名字命名的医院还有罗纳德·里根医学中心（Ronald Reagan UCLA Medical Center）。没错，就是那位赫赫有名的美国总统。

罗纳德·里根医学中心附属于世界名校加州大学洛杉矶分校。很多人都知道这所大学有大名鼎鼎的篮球队，但其医学实力更加值得称道。

1994 年，洛杉矶发生强烈地震，原来的附属医院化为废墟。在医院重建所需的 8 亿美元中，美国前总统里根只身募资 1.5 亿美元，积极推动建立了这座可抵抗 8 级地震的大型医院。这所医学中心也被称为“世界上技术最先进的医院”。2008 年 6 月，新址正式开业，医院得名为罗纳德·里根医学中心。

知识小锦囊

协和医院和同济医院

除了中山医院之外，“同济”和“协和”这两个品牌绝对是中国认知度最广的医疗品牌了。要提醒大家注意的是，前卫生部（现国家卫生健康委员会）注册的同济医院只有两家——华中科技大学同济医学院附属同济医院和上海同济大学附属同济医院。

这两家同济医院还颇有渊源。20 世纪 50 年代，为了支援湘鄂粤桂豫赣六省的医疗卫生事业，上海同济大学医学院迁往湖北武汉，与武汉大学医学院合并，命名为“中南同济医学院”。历经半个世纪的发展，医院不断壮大，目前名为华中科技大学同济医学院附属同济医院。

曾经的上海同济大学医学院迁往湖北武汉之后，上海同济大学在半个世纪内都没有医学院。直到 2000 年，同济大学医学院在原上海铁道大学医学院的基础上成立了，并且在短短的十几年里取得了长足的进步。

而前卫生部认证的协和医院也只有华中科技大学同济医学院附属协和医院、北京协和医院、福建医科大学附属协和医院这三家。北京的协和医院毫无疑问是全国医院的 No.1，另外两家也是区域性的大型医院。

2. 当老板

当总统来命名医院似乎有些好高骛远，但当老板倒不是没有可能，比如美国就有以银行家命名的安德森癌症中心和约翰·霍普金斯医院。

安德森癌症中心始建于1941年，位于美国南部得克萨斯州的休斯敦市，是全球公认的最好的肿瘤医院之一。它是以著名银行家门罗·达纳韦·安德森（Monroe Dunaway Anderson）的名字来命名的。医院的标志可谓独具匠心，用一道横杠划去了“Cancer”这个词，它希望患者从这里走出去时，无论是身体还是精神都可以摆脱癌症的困扰。

约翰·霍普金斯医院的名气更大。1873年，美国马里兰州巴尔的摩市的银行家约翰·霍普金斯（Johns Hopkins）去世时，将遗产分别捐赠给大学和医院，于是就有了著名的约翰·霍普金斯大学和约翰·霍普金斯医院。

中国也有用企业家的名字命名的医院，比如浙江大学医学院附属邵逸夫医院。邵逸夫是香港电视广播有限公司的荣誉主席，邵氏兄弟电影公司的创办人之一。几乎每一所大学里面都有一座“逸夫楼”，“邵逸夫奖”更是被誉为“东方的诺贝尔奖”，可见邵逸夫的影响力之大。这家医院也在邵逸夫的支持下，在短时间内取得了极大的发展。

在众多的企业家中，有的一掷千金、挥金如土，有的却能把钱投入公共事业。如果命名医院能吸引更多的企业家把钱投入卫生事业中，真正地发展医疗，造福人民，那何尝不是一件幸事！

3. 当医生

医生走在医疗卫生事业的第一线，无论是医学发展进步，还是解除病痛、治病救人，他们都是最重要的践行者。因此，有许多医院的名字是为了纪念这些伟大的医务工作者对医学所做的贡献。

美国知名的梅奥医学中心的创始人是英国医生威廉·沃勒尔·梅奥（William Worrall Mayo）。美国南北战争时期，梅奥在部队行医，内战结束后，他建立了自己的私人诊所，也就是现在梅奥医学中心的雏形。后来梅奥医生的孩子和好友都加入了他的诊所，并且给予了他无私的支持，这才让这位医生名留史册。近年来，梅奥医学中心和哈佛大学医学院附属麻省总医院对全美最佳医院的争夺已经进入了白热化的状态。

还有一位外国友人，他的名字出现在了中国著名的医科大学，这就是著名的共产主义战士白求恩。坐落于吉林长春的白求恩医科大学现在已成为吉林大学白求恩医学部。白求恩医科大学的前身成立于1939年，由聂荣臻元帅创建于河北省唐县，当时白求恩同志参加了学校的创建和教学工作。抗战胜利后，学校不断发展壮大。白求恩同志逝世后，为了纪念他，该校于1946年更名为白求恩医科大学，后并入军校，又转归地方，学校的名字也几经变动。到了1978年，白求恩医科大学校名被恢复。

很多人赞美白求恩的共产主义精神，却忽视了他的医术。其实白求恩的医学造诣在当时也是出类拔萃的。他毕业于英国皇家外科医学院，在来华之前就已经被聘请为加拿大联邦和地方政府卫生部门的顾问了，同时还被选为美国胸外科学会理事。白求恩不仅给中国人民带来了医学上的帮助，更为中国一代代医学人才的培养做出了极大的贡献，值得被永远铭记。

怎样才能为人类的医学事业做贡献

其实以自己的名字命名一家医院并不是目的，我们探讨的是怎样才能为人类的医学事业做出更大的贡献。答案还是上面提到的顺序：先做总统，再做老板，最后才是做医生。

首先，如果当局者制定鼓励医疗的制度，医疗事业就不愁没有发展。有人算过这样一笔经济账：假如不考虑经济因素，每个街口配备一辆急救车，一定会有更多的人的生命被挽救。而一座城市到底需要多少所医院、多少个诊所、多少辆急救车，其实都是算过经济账的。生命虽然无价，但是为了挽救生命而支出的费用却有账要算。

其次，企业家可以为医疗事业提供资金。医疗行业是西方社会最赚钱的行业之一，这一点在欧美医护人员的收入上完全可以体现出来。企业家的核心作用是创造商品价值和提供就业岗位，从而促进医疗行业的市场化。在未来，希望看到更加开放的商业体系和医疗体系。

最后，才是当医生或者科学家。医生和科学家都是生产力，也是庞大医疗体系的重要一环。

职业没有高低贵贱，但是贡献有大小之分。孙中山可以把名字永远地留在医学史上，约翰·霍普金斯和邵逸夫可以，白求恩和梅奥医生也可以。为人类的健康事业奋斗，我们还有很长的路要走，也有很多不同的路可以走。“条条大路通罗马”，作为古老且最有潜力的产业之一，医疗产业绝不是一天建成的“罗马”，你却有希望把名字永远地留在“罗马”的一块城墙上。

03 什么样的人才算是医生

1. 中国古代的医生来源于官名“大夫”和“郎中”。北方是“大夫”，南方是“郎中”。
2. 西方传统的医生被称作 physician，而根据不同专业领域来划分的称呼分别是 physician（内科医生）和 surgeon(外科医生)。医生被认为是最为博学和慈爱的人，所以用 doctor 这个词来作为医生的统称。
3. 医生是凭医术吃饭的人。
4. 医生最重要的特质是博学和慈爱。医者仁心，仁心仁术。好医生医病，伟大的医生医人！

Dr. X 说

“大夫”和“郎中”

医生是行医人员的统称。在中国古代，“大夫”和“郎中”这两个官名也用来称呼医生。

北方人对医生的尊称为“大夫”。最开始只有太医院的医生专称大夫。为了与官名相区别，人们将称医生的“大夫”的“大”读成 dài，而不读 dà。

南方人对医生的尊称为“郎中”。郎中这个官名是帝王侍从官的通称，其职责原为护卫、陪从，随时建议，备顾问及差遣。侍郎、郎中、员外郎为各部要职，其中有些就负责医疗工作。

知识小锦囊

“江湖郎中”和“坐堂医”

“江湖郎中”用来称呼民间医生，宋朝时开始出现。尽管现在的江湖郎中多指招摇撞骗的骗子，但最早它指的是包括游医（没有固定场所、流动行医的医生）在内的兼通医术的侠义之士。因为古时候没有足够的医疗书籍，所以江湖郎中不仅可以行侠仗义，还可以在江湖游历中见到各种病人，这对于积累医学经验是必不可少的。

江湖郎中在游历江湖过程中有了一定资历，或者拜了一位名医当老师后，就可以成为坐堂医了。这个“堂”兼具药铺的功能。坐堂医除了每日坐诊，还需要上山采药，并且制作一些药品制剂。即使如此，很多坐堂医也要定期出门云游一下，大概像我们现代医学的学术交流活动一样。

西方的医生

自中世纪之后，人们普遍认为“内科学”=“医学”,“内科医生”=“医生”。而外科医生的工作是美容和理发，只作为医疗辅助而存在。可是随着时代的发展，外科医生和药剂师都开始独自进行治疗，也逐渐被看作医生。

西方传统的医生被称作 physician，而根据不同专业领域来划分的称呼分别是 physician（内科医生）和 surgeon（外科医生）。医生被认为是最博学和慈爱的人，所以用 doctor 这个词来作为医生的统称。这样的称呼不仅有学识上的要求，更重要的是，医生要有一颗善良仁爱之心。医学的先贤——希波克拉底就被人认为既是一位医生又是一位哲学家。

从上面的内容来看，外科医生原本不算医生。要说明的是，我不是“黑”外科医生，实际上我自己就是一名外科医生。surgery 的本意是 hand-work，也就是“手艺”，并非科学。过去，外科医生常常是学徒出身，比内科医生低一等。例如，内科医生为患者诊断认为他需要锯骨了，就找个外科学徒去锯一下，外科医生就按照内科医生的指示下刀。因此，最初的外科医生不需要有太多的医学知识，而内科医生的代表都是诸如希波克拉底、盖伦、亚里士多德这样的医学家。

随着外科技术的发展，1731 年，法国国王宣布成立皇家外科学院；1745 年，英国伦敦外科医生向国会请愿，要求将外科医生的职责和理发匠的分开，成为独立训练的医学专家。

到底什么样的人才是医生

首先，医生是凭医术吃饭的人。当今社会讲究知识付费、技术付费，其实中国人自古以来就非常重视技术和人的能力。从街头卖艺开始，我们就习惯了为他人的演出付费。只为了李白的一首“云想衣裳花想容”，皇帝就可以付出千金。

其次，医者仁心，仁心仁术。“好医生医病，伟大的医生医人”，你一定听过这句话。许多医生也许正是因为真正读懂了这条道理，才做出了弃医从文的选择。如今的医患关系、舆论影响、工作压力等让医生变得远没有从前那么单纯，但真正的医生就是要在繁杂的环境中保持初心，坚守仁心。

从中国的大夫和郎中到西方的 physician 和 doctor，“医生”二字价值千金，请君珍惜！

医院里五颜六色的制服和不同分工

白色是医院的代名词，我们用“白大褂”“白衣天使”这些词语来形容医生和护士。但是，医院里也有斑斓的色彩，远不止白色这么简单。并非所有的医疗工作者都穿白大褂，这一点在美国表现得尤其明显。在这里，让我们来说说医院里五颜六色的制服。

▷ 白大褂是怎么来的

厨师穿白衣、理发师穿白衣，医生也穿白衣。都是白衣，医生的白大褂到底是怎么来的呢？

众所周知，西医起源于欧洲，中国的医生是不穿白大褂的，一席长袍和长胡子是老中医的标志。而随着西医的风靡，现在几乎所有的医生都穿上了白大褂。

其实在 20 世纪之前，欧洲的医生也穿长袍、戴礼帽。袍子很宽松，目的是不弄脏自己的衣服。而且袍子大多是灰色的，用我们的话说就是耐脏，可以减少清洗的次数。因此，那时候医生的制服就像饭店厨师的围裙、油漆工的隔离衣一样，主要是保护自己的衣服。

白大褂是跟着无菌术一起出现的。从此以后，医生制服的定位从保护自己升级为保护患者。白色是最容易被弄脏的颜色，医生穿白大褂可以及时发现衣服的污染情况，及时清洗消毒，以减少自己和患者之间的细菌传播。

在美国，只有在医院注册的医生才可以穿白大褂，而访问交流、进修学习的医生都没有资格穿。这其实是对医生职责的尊重和对患者的保护。患者有权利获得更加专业、负责的建议，而不是东听一句西听一句。

▷ 五彩斑斓的医疗制服

除了白大褂以外，五彩斑斓的制服也是医院里一道独特的风景。

以美国某医院的制服为例：护士穿海军蓝和白色制服，护理员穿炭灰色制服，心肺科医生穿浅灰色制服，放射科技师穿水蓝色制服，实验人员穿黑色制服，药剂师穿紫色制服，治疗师穿品蓝色制服，手术室医护人员穿天蓝色制服，妇产科医生穿宝石绿制服。

为了保持相对严肃，医院里大都选择颜色素雅的衣服。除了上面提到的颜色之外，素雅的颜色还有众多选择，如森林绿、加勒比蓝、葡萄色、青灰色等。

▷ 为什么制服要有这么多种颜色

不同颜色的制服，至少有以下几个好处：

第一，不同颜色的制服可以让患者更容易辨认出自己需要求助的对象。现在中国的很多患者都有这样一个错觉，认为所有穿白大褂的人都是一个人。主治医师张医生刚走，过一会儿患者就拉住王医生询问病情，但其实王医生对该患者的病情一无所知，可能过了一会儿患者又随便拉住一个护士询问。医护人员如果对其置之不理，可能会被认为高傲冷漠；但如果说上几句，那才是真的不负责任。叫医生帮忙输液，让护士帮忙诊病，这样的情况屡见不鲜。患者生病时无助的心情可以理解，但是这样做只会降低效率。归根结底，医院里几乎所有的医护人员都穿着同样的制服是让患者形成误会的重大原因之一。所有的人都穿着相近，尤其女医生常常被误认为是护士，而男护士则常常被误认为是医生。患者搞不清楚谁是谁，谁是做什么的。这时候不同颜色的制服就可以让患者一目了然。

第二，不同颜色的制服可以更好地区分职能。每个工作人员都有自己的职责，放射科技师不能做临床诊断，护理员不能做治疗操作，实习医生和主治医师也有不同的职责。医院里的分工细致明确，如果用不同颜色的制服加以区分，就可以让医护人员更好地各司其职。如果有人越权操作，或者出现在不应该出现的地方，那他将会十分显眼。

第三，不同颜色的制服也增加了医护人员自身的荣誉感和使命感。医院里的每个工种都很专业，并且每个人都应该以自己的事业为荣。所有的人都被叫作医生，这是对其他工种的忽视。例如，紫色衣服的是放射科技师，黑色衣服的是实验人员，红色衣服的是康复治疗师……衣服的颜色不仅代表了工作人员的工种，也彰显了他们卓越的专业素养。

▷ 医院里最常见的蓝色和绿色

中国的医生大部分没有西方医院里那么多五彩斑斓的制服，但在手术室里一定少不了洗手衣。无论在国内还是国外，洗手衣大都选择蓝色或者绿色。除了洗手衣，仿佛整家医院，尤其是手术室的地板、墙面，都以蓝色和绿色为主色调，给人一种冷酷的感觉。很多患者会觉得这没有人情味，甚至会放大患者心中的恐惧感。那为什么医院会选择这些颜色呢？

这样的设计主要是为了避免医生产生视觉疲劳。尤其是在手术过程中，医生长时间盯住红色的东西或者在一大堆红色的东西里寻找细小的神经和组织，大脑极易疲劳，从而导致视觉对红色产生模糊的感觉。长时间盯着一个颜色，对这个颜色的判断力也会下降。医生在手术中一晃神或者一花眼，都可能造成不可挽回的后果。而绿色和蓝色作为红色的对比色在医院随处可见，可以让大脑更容易放松下来，重新获得对红色的辨认力。

▷ 手术帽彰显个性

美国医院会根据不同的发型和要求，提供很多不同的手术帽。除了满足无菌的要求之外，有些宽松的帽子的设计目的是尽量不影响佩戴者的发型。外科医生不同花色的手术帽也代表着自己的个性，而且似乎只有主治医师才有资格佩戴不同花色的手术帽。

现在中国有些医院也引进了不同花色的手术帽。外科医生、麻醉师、护士把时间都献给了病房和手术室，理应有一些属于自己的工作标志和个性。对于这些，我们可以称之为归属感。

▷ 医疗制服漂亮很重要

中国的军装做得很漂亮，看上去十分威严整齐，这样比较容易吸引年轻人来参军。而医生的白大褂在制作上就感觉差了一些，大概跟被广泛调侃的学生校服一个水平。对于一个 20 岁左右的年轻人来说，选择职业的理由可能没有那么复杂。他们可能会因为某个职业在某方面的“酷炫”而被吸引，所以制服漂亮很重要！

如果你看过美剧《实习医生格蕾》，一定会对剧中五颜六色的手术帽印象深刻，有不少医学生就是因为剧中医生帅气的装扮而选择了学医。

医护人员到底是服务人员还是专业技术人员呢？在中国，患者对医生尤其是护士，总是理解错误，所以在医院里经常有患者家属大喊“服务员，换水”。其中一个原因可能是护士制服传递出一种女性性别和服务人员的意味。但实际上，护士是一种专业性很强的技术人员。因此，制服的改良、各工种款式的统一，有利于改变人们的刻板印象，提高护理人员的地位。

言归正传，医院里不仅有冰冷的仪器和药品，也有不同的职业分工和不同色彩的制服，它们构成了一个有机的整体。各个专业的医护人员都是有想法、有感情、会冲动、会伤心的普通人，他们也爱漂亮，喜欢被称赞，讨厌做无意义的工作。患者的每一点变化都牵动着医生的心，每治愈一位患者都会让医生心潮澎湃，而每一位患者的离去也都会让医生的心情坠落谷底。也许外人看到的医生仅仅是“白大褂”，但其实在每一件医疗制服背后都有一颗火热跳动的心。

04
向医生朋友求助要注意些什么

1. 白大褂不是通行证，医生看病方便，靠的也是麻烦朋友。
2. 正视医生朋友的能力；珍惜获得帮助的机会；尊重规矩，不让人为难；搞清楚什么事情需要帮助。
3. 帮忙并不代表特权。

Dr. X 说

有一位医生朋友是一件非常幸运的事情。你可以向他咨询健康问题，听取他的医疗建议。我自己当了医生后，手机里就不断收到亲戚朋友的各种检查报告，让我来帮忙看看有没有问题，以及下一步应该如何治疗。

但是，这其中也不乏一些令人啼笑皆非的故事。在这里，我给大家分享 4 条与医生朋友相处的建议。

正视医生朋友的能力

有些人认为，如果自己有一位朋友在医院工作，那医院就像朋友自家开的一样。殊不知，医院有那么多的科室，那么多的专业，你的医生朋友也只是对某个专业领域比较熟悉。其他的领域，他也要去请教他的朋友，麻烦他的同事。并且，这些都要利用私人的关系。医生们都很忙，很少有人愿意花费自己的时间和精力去给不认识的人做免费咨询。一家医院有成百上千名医生，谁能全部认识呢？

如果你求助的问题是你的医生朋友熟悉的专业，事情也许会比较顺利，但千万不要习以为常，面对不熟悉的领域，他们也可能束手无策。

珍惜获得帮助的机会

也许你有一个关系很好的医生朋友，对于你每次提出的问题，他都能很快解决。这时你可能会向自己的亲朋好友炫耀，将这位医生朋友的优点广而告之。

于是，你的亲朋好友有了问题也会去找你，你会再次找到你的医生朋友。医生会经常收到同学的熟人、朋友的亲戚、熟人的邻居转来的咨询。一次两次可能还在能力范围内，但时间长了，这会透支医生朋友的时间和精力。

因此，如果你有一个医生好朋友，千万不要出去炫耀，而且要珍惜使用的额度，不要无限使用。

尊重规矩，不让人为难

医院这么大的机构，绝不是一个人说了算的。即使你是院长的好朋友，也不能违反医院的规矩，让医生和护士为难。比如，医院规定了探视的时间、陪客的人数、住院期间患者不能回家，这些都不能违背。

尤其是在门诊部门，医生往往半天要看数十位患者，甚至没有时间喝水、去洗手间。如果给你的时间多了，自然别的患者的时间就被挤占了，这会让医生们十分为难。你可以让医生朋友牺牲业余时间来为你答疑解惑，但不能耽误其他患者的就诊时间。

只要进入医院，你就要尊重医生、护士的决策，切勿认为自己是谁谁介绍来的就可以肆意妄为。更不要动不动就告诉别人“我是 ×× 医生介绍来的”。记住，这句话只会让其他医生对你产生反感。

搞清楚什么事情需要帮助

看病就医对每个人来说都不容易，但是认识医生朋友并不能成为你依赖别人和懒惰的原因。生病是自己的事，不是医生的事，医生只是提供帮助的人。

有些人因为自己上班不好请假，生病一拖再拖，最后实在受不了了，才很着急地去找朋友帮忙。殊不知，医生朋友可能刚结束了漫长的夜班正在休息，或者正在牺牲假期时间来帮你。其实如果你能够自己提前在网上预约，完全可以轻轻松松地完成就医的流程。

可能你身体上的状况对你来说很紧急，但对医生来说，每位患者都和你一样紧急。如果你的医生朋友真的帮你解决了问题，一定要记得表示感谢，无论是对你的这位医生朋友，还是对他帮你找的其他医生。

为了你与医生朋友的这份友谊，请记住以上 4 条建议，并且珍惜他们吧。

Part 2

看病之时：哪些误解是必须纠正的

去医院就医是一件复杂又简单的事情，复杂的是，它涉及多方真假难辨的信息；简单的是，若你了解了其中的门道，便可以事半功倍、迅速解决问题。

Part2

测一测

患者感冒时有发热症状，应该选用含有什么成分的感冒药？

A 板蓝根。

B 抗过敏成分。

C 对乙酰氨基酚或布洛芬。

D 维生素 C。

扫码下载“湛庐阅读”App，
搜索“学会看病”，
获取问题答案。

05
如何选择体检项目

1. 体检不是越频繁越好。
2. 主动体检，而不是等待单位安排。
3. 没有不好的体检项目，只有不适合套餐的人。
4. 变被动为主动，变“套餐”为个性化才是体检的最佳方案。

Dr. X 说

体检已经成为现代人的一种生活方式，如升学体检、入职体检、每年的常规体检等。

对于发现疾病来说，体检当然有作用，这是毫无疑问的。假如每天都体检一次，肯定能最及时地发现疾病，但这显然不现实。人们都试图尽早发现疾病，并且减少时间、经济乃至身体上的消耗，但其实寻求这二者之间的平衡才是体检的目的。

然而现阶段，体检已经成为门槛极低、利润极大的医疗领域的“香饽饽”了。你会经常看到价值 888 元的深度体检套餐，1 888 元的豪华体检套餐，3 888 元的奢华体检套餐，还有 8 888 元的至尊体检套餐。

这些“奢华至尊”的体检套餐真的可以带来健康吗？另外，应该多久体检一次？哪些体检项目才是最有价值的呢？

哪些体检项目应该避开

1. 肿瘤标志物检测

大多数肿瘤标志物检测的敏感性和特异性都不够高。指标异常不代表一定有肿瘤，指标正常也不能肯定地说没有肿瘤。

肿瘤标志物检测通常是疑似癌症患者的检查项目之一，或者用来监测癌症患者的病情发展情况。对于常规体检来说，这项检测基本上没有什么意义。

2. 基因筛查癌症

市场上有一种针对普通人的基因检测，宣称“一滴唾液就能筛查出癌症”。强烈不建议把它作为常规体检项目。

基因检测只能提示一个人是否具有与癌症相关的基因变异，但目前我们能够清晰确定与癌症相关的基因变异还不多。有，患癌风险不一定明确；没有，也不能排除患癌的可能。

有家族遗传史的癌症高危人群，如美国著名演员安吉丽娜·朱莉，可以通过检测特定基因来判断患癌风险，从而请医生提供预防方案。但对于并不存在家族遗传史的朋友来说，这样的检测就纯粹是白花钱了。

3. 微量元素检测

这项检测并不能准确地反映体内的微量元素水平。另外，只要饮食均衡、出现生病等特殊情况后注意补充，孩子一般也不会缺乏微量元素。

早在 2013 年，原国家卫生和计划生育委员会（现国家卫生健康委员会）就已经明确规定：不宜将微量元素检测作为体检等普查项目；对违规开展儿童微量元素检测的医疗机构，依法依规处理。而仍然提供这项检测的机构，目的就只有一个——多赚钱。

4. 用 X 线胸片排查癌症

发热、咳嗽、怀疑肺部感染炎症时，X 线胸片是一种简单、实用的检查方式。但如果把 X 线胸片作为常规体检项目，用来排查癌症就不那么明智了。实际上，胸片对早期肺癌的漏诊率比较高。这是因为在正位胸片上有很大一部分，肺部和心脏、纵隔等组织重合在一起，导致医生不太容易看到早期病灶。

5. 正电子发射计算机断层显像

“一个检查看到你全身的病灶”是体检机构在推荐正电子发射计算机断层显像（PET-CT）时经常使用的宣传语。

PET-CT 可以说是目前世界上最高端的医学影像诊断设备之一，对癌症分期、转移复发的鉴别，肿瘤预后评估和治疗方案指导等意义重大。但是，它在常规体检中的作用并不是很大。

根据中国人民解放军总医院（301 医院）的统计，PET-CT 在健康人群中筛查出恶性肿瘤的比例仅为 1.3%，概率很低。因此，专家普遍认为，PET-CT 并不适合作为普通的体检项目。

至于为什么有很多机构会推荐这项检查，是因为做一次 PET-CT 常常要花费近万元。

哪些体检项目应该选择

现在越来越多的人开始重视健康，有了定期体检的意识，这是好事情。如果大家在这样的健康意识基础上能再多了解一点，避免被无良的体检中心忽悠就更好啦！

其实，现在许多完全标准化的单位体检套餐并不适合所有人。大家最好能在体检之前，根据自己的具体情况咨询一下专业医生的建议。比如，以下几类人群可以在专科医生的建议下，适当增加适合自己的检查项目。

1. 10 ～ 18 岁的青少年

总的来说，年轻人各项疾病的发病率都低于儿童和中老年人。如果你有些肥胖，记得做肝胆胰脾的 B 超检查，看看有没有脂肪肝；如果你身材矮小，可以检查内分泌激素，做一下垂体磁共振检查；如果你长期伏案工作，同时有脖子酸痛或者手麻的症状，建议做一下颈椎 X 线平片或者磁共振检查。

2. 成年女性

20 ～ 39 岁的女性，建议每 3 年由乳腺专科医生检查 1 次乳腺，包括乳腺外部的观察与触摸；40 岁以上的女性建议每年查 1 次乳腺钼靶；有乳腺疾病家族史的高风险女性，则建议每年查 1 次乳腺 B 超。

另外，建议 21 ～ 65 岁的女性朋友每 3 年查一次针对子宫颈的液基薄层细胞学检查（TCT），或者每 5 年做一次人乳头瘤病毒（HPV）和 TCT 检测（30 岁以前的女性可以只做 TCT）。

3. 肾脏病高危人群

直系亲属患肾脏病或者本人患过慢性肾炎、蛋白尿、高血压、糖尿病、眼睑水肿、血尿、尿少、厌食恶心等的，这类人就属于肾脏病高危人群。体检时建议监测血压、血肌酐、尿微量蛋白，以及做肾脏超声检查等。

4. 心脑血管疾病高危人群

这类人群的特点有：吸烟喝酒，吃东西口味重、爱放盐，时常头晕、头痛，直系亲属患心血管疾病等。体检时建议增加颈动脉超声、同型半胱氨酸检测等，来评估心脑血管疾病的发病风险。

5. 糖尿病高危人群

直系亲属患糖尿病，本人患过妊娠糖尿病、冠心病、肥胖、高血压，时常觉得口渴，喝得多、尿得多、吃得多但消瘦等，这类人属于糖尿病高危人群。建议在体检中增加空腹血糖、餐后 2 小时血糖检测，糖耐量测试，糖化血红蛋白及血清胰岛素检测等。

6. 肺癌高危人群

肺癌高危人群的特点有：年龄≥ 55 岁，吸烟≥ 30 包年[①]，且戒烟未超过 15 年；年龄≥ 50 岁，吸烟≥ 20 包年，以及有额外的肺癌危险因素，如家族史、职业接触史等。这类人群建议每年做一次低剂量胸部 CT 检查，这比做普通胸片更安全有效。

到底应该多久体检一次

许多卫生政策专家都支持每年体检一次，因为这样做的可操作性比较强。但是，通过对几项大型研究进行仔细回顾，人们又发现这些年度体检对健康结果没有任何影响。换句话说就是，一年看一次医生并不一定会让你不生病，甚至不会让你活得更长。

另外，全世界有几十亿人，如此大基数的常规体检，对于医疗资源的浪费也是非常令人震惊的。如果把这些资源用于有症状的患者，那对人群健康水平的促进作用会更加明显。

现阶段，大部分的体检还是被动的。在中国，近年来甚至有赠送老人体检项目的商业宣传。请注意，这里将赠送体检变成了一种孝心，而老人是在被动接受，无论身体有没有状况。儿女送了，就去体检；没送，就不去。这显然和主动把握自己的健康状态的观念是背道而驰的。然而，改变现有的体检状况需要从全民健康教育和观念的改变做起。

积极感受到身体的问题，并且随时寻求帮助，似乎成了未来理想的体检方式。无论是体检项目还是体检时间，个性化才是我们应该追求的方向。一年一次，项目固定，虽然操作方便，但绝对不是最好的方式。变被动为主动，变“套餐”为个性化，才是体检的最佳方案。

① 包年是每天吸烟的包数乘以吸烟的年数，30 包年就是平均一天一包，吸了 30 年。

知识小锦囊

关于体检你需要知道的常识

1. 虽然现在有一些号称服务特别好的私人体检机构，但是大型公立医院还是体检的首选，毕竟那里的医生见多识广，经验丰富。

2. 体检前一天晚上不要吃得过于油腻，不要饮酒，不要剧烈运动，如果准备做妇科检查要尽量避免夫妻生活。因为这些行为都可能给体检结果带来误差，导致指标异常，引起不必要的担心。

3. 晚上 10 点之后不能吃东西，但是喝点水是可以的，对体检结果不会有影响。有些慢性疾病需要吃药，药可以继续吃；如果在服用短效避孕药，也不用停。

4. 体检当天早上要早点去，因为体检中心尤其是大型公立医院，绝对人满为患。而像抽血这样的检查，到 10 点半就结束了，下午也不能做，只能等到第二天。

5. 到达体检中心的第一件事是去排 B 超检查的队，先去排个号，后面等叫号就行了。B 超检测是最慢的，一个人至少要做几分钟。

6. 第二件事就是把血抽了，这样就可以喝点水、吃点东西了。虽然肝胆胰脾胃肠的 B 超检查原则上要求不吃不喝，但是稍微吃一点东西是不会给 B 超医生造成太大影响的，他们分得清胃里的东西是食物还是肿瘤。

7. 虽然肛门指检可以发现许多早期的直肠疾病，不过大多数人都会放弃检查。你不是唯一一个放弃检查的。如果你长期便秘、腹泻、便血等，还是建议做一下这项检查。

8. 未婚女性是不做妇科检查的，这里的未婚女性默认是没有过性生活的女性。如果你担心这方面的问题，可以要求做，或者去挂妇产科的号做详细检查。

9. 对于医生提出的问题，不要有所隐瞒。医院里每天有那么多患者，他们不会在意你的私生活，相反有些错误的信息会误导医生。比如，怀孕了一定要跟医生说，不然做了一次有辐射的胸片可能会让你在整个孕期都提心吊胆。

10. 不知道体检做什么项目，也不要被体检中心的套餐给唬住，有时候贵的不一定好。

11. 血压、心率、身高、体重，在哪里都可以测；五官科和口腔科的问题，大部分你自己心里已经有数了。

12. 如果体检结果有异常，要记得去复查，或者进一步就诊。如果你真的觉得自己有什么问题，记得要去专科就诊，不能完全依赖体检。

06
受了外伤看内科？到底应该怎么挂号

1. 外科是从内科医学中衍生出来的“手术科室”。
2. 医学有分科，但是疾病本身没有分科。医学分科只是为了疾病治疗上的专业化和精细化。
3. 看病之前要想好 5 个问题：患者看病时是否需要人陪伴？患者本人要不要来？挂专家号还是普通号？什么时候去看病？看病时要跟医生说什么？

Dr. X 说

先给大家讲两个小故事，第一个故事是：

急诊内科里的一位患者说：“医生，我刚才肚子被踢了一脚，疼得厉害。”

医生说：“哦，这种情况是外科处理的，你去旁边的诊室找外科医生。”

患者断然拒绝，并且撩起衣服露出肚子，说：“你看外面一点问题都没有，跟你说了我这是内伤！内伤不就是要找内科看吗！”

其实，“内科”“外科”的名称都是翻译过来的。

“内科”的英文是 Internal Medicine，internal 有“内”的意思；“外科”来源于 surgery，这个英文单词本身没有“外”的意思，直译过来应该是“手术科室”。也许是因为早期的外科常常处理“外伤”，也许是为了与“内科”相对，故将 surgery 翻译为“外科”。

第二个故事是：

> 新闻标题：汶川地震，某部派了两名普通外科医生紧急前往支援。
>
> 网友评论：都什么时候了还派普通的外科医生？好的外科医生都干什么去了，都去给领导看病了吗？

稍有医学常识的人都知道，普通外科是外科学最重要的分支，或者可以说是最“根正苗红”的外科学分支。它的英文叫作 General Surgery，此“普通”非彼“普通”。普通外科并不是说医生都很普通，而是基础外科的意思。实际上，普通外科恰恰是“大神”辈出的科室。

目前的大型医院分科很细，不仅患者摸不清门道，有时候连医生都会被绕晕。根据传统说法，外科是手术科室，内科是非手术科室。这说起来好像很简单，但其实医学的分科是这个学科里最独特、最有意思的事情。有序中透着无序，既有历史的沿革，又有时代的特点。下面我们就来谈谈医学学科的分类。

中国医学如何分科

外科内科之分不是西方医学所特有的。虽然发展至今有些变化，但这种分类方法在西方和中国惊人地相似。《周礼》详细记载了先秦时期的社会政治、经济、文化、风俗、礼法等内容，其中就包括医学的分科。这个时期相当于西方的古希腊时期。

《周礼》一开始就把给人看病和给牲畜看病的医生分开了。兽医的职责发展到现在几乎没有什么变化，而给人看病的医生大体分为三种：疾医、疡医、食医。疾医，顾名思义，就是治疗疾病的医生，相当于现在的内科医生；而疡医，就是治疗创伤、骨伤、体表肿块的医生，大概相当于现在的外科医生，当然也包括骨科医生；食医，就是处理饮食和疾病关系的医生，大概相当于现在的营养科医生。那个时代食物匮乏，也没有营养均衡的概念，因缺乏某种营养物质而导致严重疾病的情况很常见。因此，与内科、外科相比，营养学知识在物质普遍不丰富的时代反倒更重要。

虽然医学在先秦时期就分成了三个学科，但其实每位医生都几乎不得不承担起全科医生的职责。可以想见，在连宗教、巫蛊和医疗都没有分开的时代，一个地方能有一位真正治病的医生确属不易。这样的医生更是患者唯一的希望，因为患者没有选择医生的余地，当然医生也没有挑选患者的权利。

唐代是古代中国国力最鼎盛的朝代，那时的医学已经有了非常具体的分科。皇宫里有太医署，医学分科最为详细，并且不断向民间普及，它将医学分为体疗、疮肿、少小、耳目口齿和角法。体疗就是内科；疮肿即外科；少小不用说，就是小儿科；耳目口齿就是耳鼻喉和口腔科；还有一个单独分开的科室，角法。

角法是什么？其实就是拔火罐。这一独立的分科反映出拔火罐在中国传统医学中无可取代的重要地位，而它沿用至今与古代相比也没有明显的区别和改进。还记得2016年里约奥运会上游泳运动员菲尔普斯肩上的火罐印记吗？拔火罐早就风靡世界了。

到了宋代，医学分科进一步细化。由于当时的中国广受战火侵袭，医学中分出了金镞科，也就是治疗刀枪剑伤的专门学科，可能就是现在创伤外科的雏形。眼、耳、口、鼻、咽喉疾病的治疗也全部分开，专病专治。另外，随着人口的激增，产科也应运而生。这不仅保证了产妇的安全，也增加了胎儿的存活率。值得注意的是，针灸也像拔火罐一样，以一种治疗方法的形式被单独分了出来。

说到宋代，不得不提一个人，那就是范仲淹。“不为良相，愿为良医”就是他当宁波刺史时所说的话。范仲淹发起“庆历新政”，提出了一系列政治体制的改革，其中有些举措就和医学相关。他建议推行医学教育，将医学分为各种学科。虽然改革最终失败了，但是医学教育和学科分类已经深入人心。

到了元代，骑术盛行，从马上摔下来导致骨折的大有人在，于是又出现了正骨科，骨科从外科里分了出来。元代时民族融合，民俗和观念受到了巨大的冲击，于是又出现了一个禁科。什么是禁科呢？就是用巫术、药水等治病的学科。不过，这个学科很快就消失了。

到了明清两代乃至近代，中医理论和分科进入了不断完善的时期，没有明显的变化，很多分科也沿用至今。

西方的外科是如何发展的

西方医学也分为内科和外科，这一点与中国不谋而合。“外科”一词的英文是 surgery，来自拉丁语的 chirugia，也是希腊语中 cheir 和 ergon 的组合，这两个词的意思分别是“手”和“工作”。外科强调用手来解决问题，也就是我们常说的技术。

在中世纪，因为宗教的影响，肮脏的创口、化脓的肿物和破损的组织被视为不洁之物，处理这些东西的工作也为人所不齿。在那时，这些工作更多地被交给了理发师和外科医生。那个时代的外科医生其实并不需要掌握足够的医学知识，只是处理一些身体外部的疾病，如一些体表的疖、痈和小的创伤。

在心血管系统、神经系统、泌尿系统、消化系统的解剖都尚不清楚的时候，手术因疼痛、出血、感染风险高而未得到广泛的推广。在这样的条件下，唯独骨折的治疗比较直观。于是，骨科学率先发展，成为西方外科学的代表。此后，战争又进一步促进了骨科的发展。

orthopedics（骨科）的古希腊词根是 orthopaedia，原意包括对骨骼系统创伤和疾病引起的畸形的矫正，当时更多的是采用手法复位和夹板固定的方式，而真正通过手术来解决问题的并不多。

当解剖学、无菌术和麻醉这三个必要条件逐步成熟之后，外科学才开始迎来真正的大发展，并且分出了更多、更细的专科。人们对人体结构的认识不断加深，很多外科医生开始尝试在各个器官上进行手术；无菌术和抗生素的发展，让手术的感染率大大降低；麻醉技术的发展解除了患者的疼痛，让更复杂的手术成为可能。

外科手术已经遍布全身，直到人们一般认为的手术禁区——心脏和大脑也全面展开了手术，外科学又进入了一个新的时代。

虽然考古学有记载，但是心脏外科和神经外科的手术都是在近 100 年左右展开的。1896 年 9 月 9 日，人类进行了世界上最早的心脏外科手术。手术者是德国医生路德维希・雷恩（Ludwig Rehn），患者是一名 22 岁的男性，因打架斗殴被刺破心脏。雷恩给患者心脏上的洞做了缝合手术，让他得以康复痊愈。复杂的心脏手术需要中断供血，随着低温麻醉和体外循环技术的发展，外科医生开始将征服心脏禁区的梦想变为现实。

1879 年，英国医生威廉・麦克尤恩（William MacEwen）首次进行了开颅手术，目的是切除一个脑膜肿瘤。神经外科的奠基者哈维・库欣（Harvey Cushing）最早提出了神经外科手术的操作方法。手法细腻、止血彻底、尽力保护脑组织的原则让神经外科进一步发展。基于众多专家的持续贡献，1919 年 10 月，美国外科医师学会宣布神经外科独立出外科医师学会。

目前的外科主要根据解剖结构进行分科，比如普通外科主要负责腹部、乳腺和甲状腺。而最早的普通外科就是综合外科，什么手术都可以做。后来一个个学科被独立出来，如心胸外科、泌尿外科、骨外科、脑外科、烧伤整形科等。没能独立出来的学科就继续由普通外科医生处理。这也是目前应用最为广泛的分科方法。

还有一种按疾病特点和处理方式进行分科的方法，外科可以分出肿瘤外科、显微外科、急诊外科、创伤外科等。由于肿瘤具有独特的性质和治疗方式，于是肿瘤外科成立了；因为需要应用显微器械，所以显微外科成立了；处理紧急情况的独特要求使急诊外科分了出来；由于受伤和生病在处理上也有很多区别，于是创伤外科也有了独立的需求。

以上两种分类方法相互重叠，目前依然没有统一的界限。

内科学才是真正的医学吗

有人说内科学才是真正的医学，外科学是为了培养专业的手术技术人员才得以发展的。

这句话确实有一定的道理。内科学的确建立在诊断学、生理学、病理学、药理学等多个学科的基础上。它具有一整套完整的理论体系，并把人体当作一个独立的系统进行研究。内科学是研究人类和疾病的学科，换句话说，内科更符合医学科学的本质。其实英文单词把这个问题说得很清楚。medicine 既指“医学”，又指“内科”，还能指“药物”。这个词把内科的范畴和方法说得清清楚楚：范畴是整个医学，方法则是用药物。

与外科学的跳跃式发展不同，内科学的发展缓慢而持续。内科就是处理疾病，而如何鉴别疾病则离不开诊断学的发展；要了解正常人的生理功能和患病人群功能的区别，则需要依赖生理学和病理学；而内科的治疗方法在很长一段时间内主要依赖药物，于是药理学的发展成为内科学的独门武器。

与外科学在哪个器官上做手术多了就成立一个相应的学科不同，内科学更多的是按照系统分科。一般小一点的医院仅有一个大内科，负责处理所有的内科疾病。大医院里因为患者很多，所以医生根据自己的专长和兴趣进行了分组。虽然内科涉及的系统错综复杂，但毕竟每个系统都有一些自己的特点。于是，内科根据人体的不同功能分为神经内科、心血管内科、呼吸内科、消化内科、内分泌科、风湿免疫科、肾脏内科，等等。

每个系统的疾病都是极其复杂的，比如高血压看上去是心血管系统的问题，但可能仔细检查后发现原因是肾功能不全、肾上腺腺瘤等；而肾衰竭看上去仅仅是肾脏内科的问题，但究其原因可能是糖尿病或者红斑狼疮，于是内分泌科和风湿免疫科又要被拉进来做进一步分析。人体本就是一个复杂的系统，任何疾病都不能独立于系统之外，甚至内科和外科的划分也只是为了相互区别，而非相互独立。

妇产科和儿科到底算内科还是外科

刚才说到医学主要分为内科学和外科学，那么占据医疗极大比重的妇产科和儿科属于什么科呢？

如果说内科是从系统功能上分的，外科是从解剖结构上分的，那么妇产科和儿科就是从人群和疾病的特点上分的。妇女和儿童具有独特的情况和需求，必须选择单独分科。

妇女在月经期、分娩期、哺乳期、绝经期等阶段都有特殊的需求，所以她们不仅有解剖结构上的不同，而且一旦怀孕生产，全身各个系统也会有巨大的变化。为了处理这一系列的问题，妇产科应运而生。

19世纪，以前妇科属于内科范畴，大抵和中国古代一样，以用药安胎和接生为主。而产科学的一件大事是使用产钳。妇产科男医生彼得·钱伯伦（Peter Chamberlen）制造的一把蜗形的钳子改变了妇产科的发展，这就是传说中的“产钳”。这把钳子有一个弯头，可以轻柔地把胎儿的头顺势带出，这让钱伯伦的接生效果远超当时的平均水平。钱伯伦非常有商业头脑，也是专利保护的先驱。为了不让别人知道产钳的秘密，钱伯伦家族在接生时要蒙上产妇的眼睛，还让助手不停地敲击木棒和摇晃铃铛，以掩盖产钳发出的金属撞击声。钱伯伦家族独享产钳的秘密近一个世纪之久，在英国的产科医生界占据权威地位，并因此赚得盆满钵满。直到18世纪中期，产钳的秘密才公之于众。虽然现在已经有很多地方禁止使用产钳，但在那个年代产钳绝对是孕妇的救命神器。

剖宫产的发明让妇产科慢慢向外科靠拢。有人说，剖宫产最早由中国屠夫发明，而盖伦的《论医学经验》（*On Medical Experience*）也描述了西方早期的剖宫产手术。许多人猜测最早的剖宫产手术主要用于孕妇已经死亡，但孩子还存活的情况，这并不难理解。由于当时的技术限制，医生甚至都不知道剖宫产之后的子宫需要缝合，也不知道子宫可以缝合，这就导致大量进行剖宫产手术的产妇很快死亡。

到了 1855 年，现代妇产科学的奠基人、美国医生詹姆斯・马里昂・西姆斯（James Marion Sims）在纽约建立了第一家妇产科医院，让妇产科学独立成为一门学科。此后，更多的手术和外科学元素进入了妇科范畴。目前的妇科需要应对大量的手术患者，俨然成了外科手术的主力军。

小孩子生病时是全家人最忙乱的时刻，而儿科医生由于待遇差、工作强度大成了最短缺的医疗人才。但要知道，与从前相比，儿科学已经有了翻天覆地的变化。

在两个世纪以前，儿童的健康根本不被重视。那时候成年劳动力的健康尚不能保证，儿童的健康更无从谈起。很长时间以来，儿科疾病也由内科医生顺带处理，但是效果不甚理想，也很少有人做专门的研究。

19 世纪以前，婴儿的死亡率居然达到了 25%。1883 年，德国成立了儿科学会；1888 年，美国也成立了儿科学会。于是，儿科医生才慢慢从内科医生中分出来。

“儿童不是缩小版的成人”，这句话是儿科医生在参加临床工作之初经常能听到的教诲。为什么要反复提及这句话呢？因为它意义重大，被许多血和泪的教训，以及无数医学前辈的研究结果反复印证。儿童的生理结构和功能与成人的大有不同，许多疾病更是儿童所特有的。即使是儿童和成人共有的疾病，治疗方法也常常大相径庭。

与妇科包含内科和外科两方面不同，儿科是单纯的内科。需要做手术的儿童患者要交给从普通外科中分出来的小儿外科。

医学有分科，但疾病没有分科

其实疾病和医学本身并没有分科和分支，这些分科都是人为形成的。为什么要强调分科？因为分科确实给医学的发展带来了许多益处，比如促进了医学研究和技术的提高，推动了现代诊疗模式的建立等。一个人的时间和精力是有限的，无法精通所有专业。古人的生老病死、衣食住行大都靠自己，而现代社会的各行各业都已实现了高度的精细化分工。一个作家除了写作什么都不会也可以活得很滋润：吃最好的厨师做的饭、穿最好的设计师做的衣服、乘坐最专业的人员驾驶的交通工具。

与古代一个领域只有一个医生完全不同，现代医学更需要专业的人才。医学分科就如同社会分工，让更专业的人去干更专业的事。尤其是在大医院里，各科医生各司其职，有效配合，让医院可以更加高效地运转。想一想，如果一个医生什么手术都会做，那即使他是医学奇才，熟练度可能也比不上一辈子只做一种手术的普通医生。现代医学的发展模式由“大而全”逐渐转变为“小而精”。

“小而精”的医学分科听起来好像很美，但现实问题远不止如此。医学是关系到人类健康和疾病的学科，有着其他学科和行业无法企及的复杂性和特殊性。“小而精”强调了专业性，但是忽视了人体作为一个有机整体的密切联系。其实所有的疾病都是整个人体的问题在某个系统上的突出表现而已。

如果医生在手术中遇到了超出自己学科范围的意外情况，他该如何处理呢？比如，因糖尿病导致肾衰竭的患者，又出现了难以控制的高血压，哪个学科的医生才是治疗这种疾病最合适的人呢？血管堵塞，手术医生可能会建议做手术切除栓子，介入医生可能会建议放入支架，到底什么治疗方式对患者而言才是最好的呢？

治疗效果好的患者，各科医生都想收入囊中；但病情棘手复杂的患者，又成了各学科踢来踢去的“皮球”。虽然有许多医学准则可以作为处理疾病的标准，但是医学的不确定性和局限性决定了这些准则不是非黑即白的，而更多的是模棱两可，需要灵活掌握的。另外，目前特殊的医疗环境、患者家庭的经济条件、当地的医保政策、医生本人的业务水平甚至性格，都成了决定患者治疗方式的不确定因素。

有人提出综合诊疗，有人提出全科医生。现阶段，国内成立了许多综合治疗中心，如小儿心脏病诊疗中心、癫痫病中心、消化病中心、脑血管病中心、肿瘤中心等。它们的共同特点是汇集了传统意义上各种不同专科的医生，从而对某种疾病的治疗提出最合适的意见。比如，消化病什么时候可以保守治疗，什么时候需要手术；肿瘤病什么时候需要手术，什么时候需要放疗、化疗；帕金森病到底适合药物治疗还是手术治疗。这个方法虽好，但是目前只有中心城市才具备这样的医疗资源。

在更广泛的地区，全科医生的回归被再次提上日程。全科医生在治疗任何疾病上都不够专业，最专业的是诊断和帮助患者找到最合适的医生和专科。这样就不需要所有患者都涌入大医院的门诊大厅排队，也会在一定程度上缓解大医院看病难的问题。

正所谓，天下大势，分久必合，合久必分。医学分科亦是如此。

医生从选择专业或者进入医院的那一刻起，仿佛就确定了自己的身份。各科医生之间甚至还出现了“鄙视链”和互相调侃的笑话。那么我们是应该坚持为自己的专业奋斗终生，还是被迫“身在曹营心在汉”呢？

作为医生，我们应该为自己的职业骄傲，为自己的专业骄傲。我们迫切需要职业认同感，就像武侠小说里行走江湖的侠客，少林派、武当派、华山派，或者全真教、桃花岛，甚至丐帮，都是极有意思又值得骄傲的“职业名片”。天下武功出少林，少林派就像大内科；五岳剑派依赖手中长剑，就像外科医生依赖手术刀一样；有些小众的学科就像逍遥派和古墓派一样，虽然人少，但不可或缺、高手辈出。

无论什么样的学科之争，到了医学上都必须用疗效说话。我经常想象这样一幅图景：各个学科的领军人物，挤在一个小小的手术室里，时而紧张严肃，时而激烈争执，像极了一场华山论剑。十几个小时之后，一位命悬一线的患者重获新生，“江湖大佬”们纷纷走出手术室，汗流浃背，这场各门派之间的战斗没有分出输赢，大家相约来日再战。

相关知识延伸

帮你轻松看病的常识

纪录片《人间世》中有这样一个片段，一个外科主任描述了一种现在医院里的现象：患者生病不舒服到医院时，这里排队，那里排队，家属不免心烦气躁，于是见到医生后，一言不合，语言上就不太客气。医生听了，心里立刻产生抵触情绪。双方互相防备，导致了现在不断恶化的医患关系。

我读硕士在医院实习时，有次一位患者由于医院楼下停车困难，在门诊部门骂骂咧咧，年轻气盛的我嚷了回去：“这和医生有什么关系？凭什么拿我们撒气？”但是我的导师却一脸平和，面对吐槽还连连安慰患者。

很多矛盾都是由于医生和患者之间缺乏理解引起的，但不是每个患者都能遇到像我的导师这么和蔼的医生。这也是我写以下内容的原因，希望这些常识可以帮助患者更加“聪明”地看病。

▷ 看病是否需要家人陪伴

生病了去医院最好找一个人陪着自己，这样在行动不便的时候可以有个人帮着跑前跑后。

如果是带孩子去看病，可能至少需要两个人。一个人看孩子，另一个人去排队取药或者做其他事情。一个人带孩子看病，目前还是比较痛苦的。

当然，如果没有人陪伴也没关系，自己带好身份证、钱和病历本即可。如果需要报销，则不要忘记携带医保卡。现在大部分医院都采用医保卡和银行卡关联的收费方式。不要认为看病只是小概率事件，也不要怕麻烦，因为在看病的时候一点小小的麻烦都会被身体和心理上的不适感进一步放大。

▷ 患者是不是一定要来医院

有一些患者家属带上患者的片子和化验单就来看病，希望医生给出诊断和建议，其实这是不合适的。医生诊断水平再高，也不能代替面诊患者，所以首诊一定要带患者来医院。

但是有些复诊或者转诊的患者，以及确实不方便前来的患者，可以让家属带着片子找医生看一下。医生通过片子了解初步情况后，会告诉患者家属是否需要患者前来治疗。

▷ 普通号、专家号、专科门诊，如何选择

挂号要把握以下三个原则：

1. 初次就诊挂普通号

初次就诊不需要挂专家号。大多数情况下，西医是不会只凭主诉和症状就开始治疗的，基本都会参照生化指标和影像资料。主任医师和主治医师开的化验单没什么区别；如果要做检查的话，正规医院的实验室结果都是互相承认的。因此，患者可以先挂个普通

号，做完检查后，再决定是否要到上级医院找专家诊疗。

因此，初次就诊时即便患者挂到知名专家的号，他能做的事情与一名主治医师（看普通号的医生）做的是一样的——为患者开具一系列化验检查申请单，嘱咐患者等检查结果出来以后再来复诊。

2. 看疑难杂症挂专家号

一些患者的病确属疑难杂症，在多家医院就诊后仍然不能确诊。他们往往辗转多家医院，化验单、检查单、病历都是厚厚一叠，但病情仍然没有确诊。这时，患者就需要找主任医师甚至知名专家来看病，以便尽快确诊，但初次就诊还是要看普通门诊。

3. 有慢性病挂专科门诊号

一些患有常见病、慢性病的患者可以考虑看专科门诊。现在很多医院都开设了专病专科门诊，如脂肪肝专病门诊、腹膜透析专病门诊、糖尿病门诊、盆底疾病门诊、高血压门诊等。患者可以根据自己确诊的疾病名称，对号入座来挂号。

▷ 什么时段去看病比较便利

周一至周三是每周门诊患者最多的日子，其中周一或者长假后第一天人最多，周六、周日患者相对较少。

每天上午就诊的患者比下午多，一般上午 9 ～ 10 点看病的人比较集中，这跟大家的作息习惯有关系。

建议在医院相对不拥挤的时段预约挂号，从而避开就诊高峰期。

如果患者要在网上预约挂号，注意查看每家医院各自起挂的时间。打听好各家医院各个科室的放号规律，提前算好时间，通过手机挂号系统去挂就行。

如果是当天的化验单，医生都会帮忙解读；如果是隔日的检查结果，则需要再次挂号领取。

询问接诊医生在哪些网络平台上可以找到他，请他帮忙解读报告。那些收费的网络平台一般价格不贵，比起再挂一次号和坐车来回跑一趟医院，时间和金钱哪种划算，可自己评估选择。

▷ 看病时要跟医生说什么内容

患者就诊前要准备好检查结果、病历、就医卡、医保卡、身份证等。检查结果最好按时间顺序排列，以帮助医生快速了解病情。然后梳理一下自己的情况，想一想如何快速准确地表述清楚：

（1）主要症状是什么？

（2）症状持续多长时间了？最近是加重了，还是减轻了？

（3）做过什么检查？结果如何？

（4）吃过什么药物？做过什么治疗？效果如何？

刚来到诊室时，请一定先给医生留一些时间来输入患者的卡号，不要一进来就滔滔不绝地讲病情。医生在最开始要做一些准备工作，等他提问以后，患者再开始讲。

有些患者不会讲普通话，或者有些老人的听力不好，这都会造成与医生交流困难。请让会说普通话的家属陪同，这样会给正确和有效的诊治带来很大帮助。

关于收费、医疗保险的各项政策、各个化验场所和药房的位置，可以询问门诊护士，他们了解得更清楚，这样也可以节约患者和医生沟通的时间。

把想要了解的问题提前想清楚，甚至写在纸上，避免回过头来再去问。如果你再去问，很可能会引起其他患者的不满，也会让医生很为难。患者可以对照以下这些内容，来想一想自己的问题：

（1）我得了什么病？病因是什么？

（2）还需要做哪些检查？

（3）是否需要手术？有什么风险？

（4）除了吃药，还需要做什么治疗？

（5）药吃多久，怎么吃，吃完之后怎么办？

（6）一般多长时间后病情会有好转？如果吃药后没有好转，需要怎么办？

（7）如果情况好转，需要来复查吗？多久复查一次？

▷ 再次就诊是否需要找同一个医生来看

同一个医生对患者的病情更加了解，在治疗方案的制定上会有延续性，所以一般推荐固定找一个医生就诊。

但是，初次就诊的患者就没有必要那么纠结了。比如，第一次就诊的医生让拍片，拍完片子结果出来已经是第二天了，如果再等之前的医生可能要到下周了。这时候西医的优势就发挥出来了，那就是标准化。除非是疑难杂症，对于一般的检查结果，不同医生都会给出标准化的方案，所以不用担心。

99% 的患者都是来看病的，无论态度如何，没有谁真心想和医生争吵；99% 的医生也都是想治好病的，虽然不一定都能做到，但没有人想拿别人的生命开玩笑。

医生和患者之间缺的是什么？也许就是多一些对彼此的了解吧。

07 如何让你放心地把药吃进肚子里

1. 人类的新药上市之前，都要给小白鼠先吃。
2. 人类必须要在“医学发展”和“动物福利”之间做出取舍。
3. 新闻报道科学家研究出了治疗某种疾病的新药，距离患者能吃上一般要至少 10 年。

Dr. X 说

医学界广泛流传着这样一句话：人类医学的发展史就是青蛙和小白鼠的血泪史。如果把医学比作一门武术，动物实验室就是练功房。武学大师闭关修炼，绝世武功就此练就；而大多数的医学研究也需要在动物实验室里实施，每天都有无数的科研成果从全世界大大小小的动物实验室里产出。

医学的发展离不开动物实验。这里，就让我们来说说动物实验和医学研究的那些故事。

实验动物学可以追溯到希波克拉底的时代，那是公元前 500—公元前 300 年，当时的动物实验是为了初步研究人体的结构。因为当时解剖人体是违法的，所以人们只能通过解剖动物来推测人体的结构。盖伦的《论医学经验》也是基于动物的解剖编写的。但是动物和人在结构上毕竟还是有很大差距的，当时也出现了许多错误，这些错误经过几百年的漫长等待才逐渐被纠正过来。

实验动物学在很长一段时间内是为了农业，更准确地说是为畜牧业的发展提供知识储备，如了解动物的解剖结构、如何饲养和繁育等问题。人们从 19 世纪才开始意识到，动物并不仅仅可以用于解剖，许多在人体无法实施的治疗方法都可以从动物身上开始，药物的安全性和有效性数据也可以从动物实验中获得。从此以后，实验动物学翻开了新的篇章。

小白鼠、果蝇和斑马鱼

说到动物实验对象，最典型的一定是小白鼠，它们甚至快要成为实验动物的代名词了。据统计，每 10 只实验动物中就有 9 只是小白鼠。更准确地说，这类实验动物是啮齿动物，如大鼠、小鼠、豚鼠等。

为什么啮齿动物是最合适的实验动物呢？因为它们与人类同属于哺乳动物，基因相似度在 70% 以上，而且生存周期短，繁殖力极强。

除此之外，每种啮齿动物都有自身的优势。小鼠最适合拿来做人类遗传病的研究，大鼠则适合癌症研究和毒物学实验。抓各种老鼠的技能几乎成了医学院研究生的入门必修课。

说到实验动物，还有一个小家伙不得不提，那就是果蝇。果蝇甚至可以被称作一个小的遗传学实验场。从外表来看，果蝇长得跟苍蝇差不多，也有着和苍蝇一样的超强生命力。找一个瓶子，往里面随便扔点什么水果，就可以养出成千上万只果蝇。因为它们寿命短，繁殖期非常紧凑，十天就能繁殖一代，所以科学家们能够在很短的时间内观察几代、十几代，甚至几十代动物的遗传特性。

果蝇在动物实验中第一次崭露头角，就是已经被写入高中生物课本的孟德尔遗传实验。奥地利生物学家格雷戈尔·约翰·孟德尔（Gregor Johann

Mendel）最开始用豌豆进行遗传学研究，豌豆一年生长一代。按我们现在的环境来说，研究生如果摊上了豌豆实验，三年的学习时间只能观察三代遗传，什么都看不出来，毕业堪忧。如果用啮齿动物做实验，则只需要几周或者几个月的时间就能观察一代。若换了用果蝇做实验，研究速度就可以用突飞猛进来形容了。

天上飞的果蝇，地上跑的老鼠，都已经为医学实验献身了。而水里游的动物也不甘落后，最有代表性的要数斑马鱼。斑马鱼，这个名字很特别，正是得名于其身上的类似于斑马的横条纹。斑马鱼在水族箱内成群游动时，犹如奔驰在草原上的斑马群。斑马鱼和人类的基因有着87%的高度同源性，不仅饲养周期短，而且有着与人类相似的免疫系统可供研究。另外，斑马鱼还有一个独一无二的特色，就是它的身体几乎是透明的，个体发育过程也几乎是在全透明状态下完成的。各个系统的发育情况一览无余，对科学家来说，这实在是太完美了。

当然，我们生活中常见的猪、狗、兔子和羊也都是动物实验的常客。猪的心脏和人类的相似度极高，猪的心脏瓣膜可以代替人的瓣膜，已经造福了许多心脏病患者；提到狗就不得不说到著名的巴甫洛夫实验，后面我们会详细讲述；兔子主要用来测试化妆品的安全性；而兔子和羊也是抗体制作的绝佳选择。

巴甫洛夫的狗

与“薛定谔的猫”齐名，“巴甫洛夫的狗”也已经成了一个固定用法，用来形容一个人的反应不经过大脑思考。

俄国心理学家、生理学家伊万·彼得罗维奇·巴甫洛夫（Ivan Petrovich Pavlov）的最大贡献就是发现了条件反射理论。他的实验并不复杂，就是每次给狗送食物之前打开红灯、响起铃声。这样经过一段时间以后，红灯一亮或铃声一响，狗就开始分泌唾液。

条件反射一经提出，便迅速震惊了学术圈。后来，关于条件反射的研究甚至占据了心理学研究的半壁江山。如何建立条件反射，如何保留条件反射，不同条件反射对人的影响，如何利用条件反射在儿童教育、人际关系、社会协作上取得优势……巴甫洛夫开辟了一条通往认知学的道路，他也凭借这项研究在1904 年获得了诺贝尔奖。

所有这些都要归功于流口水的狗。但其实巴甫洛夫的狗没有想象中过得那么滋润。为了研究唾液分泌，他饲养了很多不同品种的狗。而每种狗都需要在清醒的时候在口腔中插入管子，用来计量唾液的分泌量。巴甫洛夫后期研究消化腺，更是需要将管子直接插入狗的胃里，研究胃的分泌物。如今他做实验时的狗标本被保存在俄罗斯的巴甫洛夫博物馆里，以纪念狗对人类认知学研究所做的巨大贡献。

青蛙和生物电

高中的生物课可能是我们与动物实验的第一次亲密接触。与枯燥的语文、数学、英语课程相比，生物课堂上出现了活的青蛙，没有比这更令学生们感到兴奋的事了。青蛙实验把反射弧的概念和兴奋传导的过程直观形象地呈现在学生面前，生命科学的大门第一次向大家打开，许多学生甚至因此在高考志愿中选择了生物方向。

青蛙实验的确是动物实验中的经典之作。1786 年，著名的意大利医生和生理学家路易吉・伽尔瓦尼（Luigi Galvani）在做青蛙解剖时，两只手分别拿着不同的金属器械，无意中同时碰在了青蛙的大腿上。青蛙腿部的肌肉立刻抽搐了一下，仿佛受到了电流的刺激，而如果只用一种金属器械去触动青蛙，就没有这种反应。那么，是青蛙的神经本身就有电，还是两个金属器械之间存在电势差？

其实这两种观点都正确。伽尔瓦尼在此基础上发现了生物电，也就是生物体中有电流的现象。这项发现引出了未来对神经传导的深入研究，成了神经生理学发展的里程碑。也就是说，无论是大脑控制肢体运动，还是感觉器官把信号传递给大脑，都要通过生物电流。

然而，意大利物理学家亚历山德罗·伏特（Alessandro Volta）在多次实验后认为，青蛙的肌肉之所以能产生电流，大概是肌肉中的某种液体在起作用。伏特把两种不同的金属片浸在各种溶液中进行实验。结果发现，这两种金属片中，只要有一种与溶液发生了化学反应，金属片之间就能够产生电流。据此，伏特发明了现在家喻户晓的直流电池。为了纪念伽尔瓦尼的功绩，伏特把直流电池命名为伽尔瓦尼电池。而他自己的名字更加伟大，直接变成了电压的单位，并且沿用至今。

小小的青蛙带给了我们两种伟大的发明，真是贡献卓著！

动物实验并不简单

很多人可能会觉得动物实验很简单，就是喂动物吃药，再观察它们的反应。但其实要完成可信的动物实验远没有那么容易。只举一个小例子，动物种系就是一个大问题。

早期，人们对于实验动物没有什么特别的要求，随便抓点老鼠就做实验。但是实验的结果千差万别，相同的实验第一次做成功了，第二次却无法重复，实验动物学的发展遇到了瓶颈。

后来，人们慢慢意识到个体差异对实验的影响。虽然老鼠都长得差不多，但有许多不同的种系。不同种属的老鼠在身体结构和对药物的反应上差距很大。人们这才开始意识到，实验用的老鼠至少要有一致的种属、同样的年龄和性别，最好遗传基因也一致。这才是理想的、标准化的实验动物。

这时就需要用到封闭群。封闭群就是引种于某亲本或同源亲本的动物，让其不以近交形式，也不与群外动物杂交而繁衍的动物群。简单地说，就是模拟正常野外动物的生存和交配模式，不要近亲结婚，也不要和外族通婚。既保持群体的一般特性，又保持动物的杂合性。现代动物实验常用的 ddN 小鼠、NIH 小鼠、LACA 小鼠、SD 大鼠、Wistar 大鼠等，都属于这种类型。

还有一种一致性更高的动物，叫作纯系动物。1907 年，纯系小鼠被首先培育出来。纯系动物就是近交系动物。20 代全同胞兄妹单线连续繁殖，各条染色体上的基因趋于纯合，品系内个体差异趋于零。

这种动物在自然界里并不存在，是人工专门培育的实验动物。这样的动物个体之间极为一致，对实验反应一致，实验数据标准差很小，实验组和对照组都只需少量的动物就能看出差异。由于近交，隐性基因纯合性状得以暴露，许多先天性畸形及先天性疾病的动物模型也由此获得，如糖尿病、高血压等。

封闭群的动物在全世界各个实验室中大都有饲养，可以供大部分实验研究使用。而纯系动物的培养难度大，仅存在于某些大型实验室内。美国杰克逊实验室和美国国家卫生研究院拥有全世界最全的实验动物品系。种系齐全的实验动物是实验室的重要资产，更成为世界著名大学、著名实验室吸引青年才俊的重要条件。这样的实验动物一般想买都买不到，即使市场上有出售，价格也极其昂贵。

动物实验该被废除吗

每年都有不计其数的实验动物被用于五花八门的医学实验，且最后都难逃被处死的命运。这些动物本就是为了实验而出生的，它们没有接触过动物应该生存的环境，有点像动物版的“楚门的世界”。

自从动物被应用于医学实验以来，人们对动物权益和福祉的斗争就从未停歇。1966 年美国国会批准了《动物福利法》(*Animal Welfare Act*)，规定动物实验的主要原则是：不得虐待动物，保证实验动物的质量，保证实验动物生长发育所需的各种条件。另外，它还对实验动物疾病的处理、周围环境、工作人员的素质等都做了明确规定。中国也在 1988 年推出了《实验动物管理条例》，并在2017年3月做了第三次修订。

“3R原则”是国内外公认的实验动物准则，主要概念是减少、替代和优化。

减少（reduction）指的是在科学研究中，使用较少量的动物获取同样多的实验数据，或者使用一定数量的动物获得更多实验数据的科学方法。

替代（replacement）指的是使用其他方法而不用动物所进行的实验或其他研究课题，以达到某一实验目的；或者使用没有知觉的实验材料代替以往神志清醒的、活的脊椎动物来进行实验的一种科学方法。

优化（refinement）指的是在符合科学原则的基础上，通过改进条件、善待动物、提高动物福利或完善实验程序和改进实验技术，来避免或减轻给动物造成与实验目的无关的疼痛和紧张不安的科学方法。

用动物做实验是残忍的，这一点没有人能否认，动物保护组织也一直致力于宣扬禁止使用动物进行医学实验。如果真的废除了动物实验，摆在科学界面前的路似乎只有两条可走。

第一，回归用人来检测食品的时代；第二，不做实验，少做研究，甚至不批准任何新药、新食品上市。显然，这两种选择都是历史的倒退，对人类生存来说更是弊大于利。

屁股决定脑袋，位置决定想法。我们是人类，所以只能优先保护人类。减少使用和科学使用实验动物是现阶段唯一可以实现的方法。最近开始流行的计算机模拟药物实验取代了部分实验动物，人工智能和大数据分析也让动物实验的需求量进一步减少。

目前，包括哈佛大学、斯坦福大学和耶鲁大学等在内的超过90%的美国医学院校，已经废除了将活体动物用于基本生理学、药理学或外科概念的教学。2013年，欧盟就全面禁止了经过动物实验的化妆品的销售。凡是经过动物实验的化妆品，哪怕是在其他国家生产的，也不能在欧盟销售。

人应该与动物和谐相处，这样的呼吁从来没有停止过，但如何保护动物，依然存在许多争议。动物是否应该分贵贱，众生又是否应该完全平等？如果是比人类更高等的生物统治地球，我们是否也会像小白鼠一样成为实验动物呢？

平心而论，对待实验动物，我们现在能做的只有使动物实验更加规范并且心怀感恩。人类医学发展每前进一步，都要铭记和敬畏这些生命做出的不可替代的伟大贡献！

药物上市的流程

下面我以美国食品药品监督管理局为例，给大家介绍一下药物上市需要经历的流程。

1. 临床前研究

此阶段的研究对象从细胞到动物都有，最常见的就是前面说的小白鼠。

研究开发（2～3年）：针对疾病的某个靶点，初步筛选出可能具有治疗价值的药物。然后加入对于某个靶点有效但对于其他靶点有干扰的因素。治好了白血病却导致了肝癌，这种药物肯定不能用。

临床前实验（一般2～4年）：评估药物的药理和毒理作用，以及药物的吸收、分布、代谢和排泄情况等。

有的药物虽然有效，但是治疗剂量容易使人中毒，稍微吃一点就肝衰竭、肾衰竭，那肯定不行；有的药物是治疗脑炎的，吃下去之后却主要在胃肠道聚集，无法突破血脑屏障，到达不了大脑，一样没有用；有的药物在人体内代谢速度非常快，吃下去一小时后就代谢光了，如果患者想要起到治疗的作用，就必须每小时吃一次药，这同样不可行。但是，这些问题很多都可以通过现代的制药工艺加以解决。这一阶段还需要评估药物的生产工艺、质量控制、稳定性等研究。药物进展到这里，它才可以被称为一种药，之前的都是实验品。

2. 临床试验

这个阶段大致需要3～7年，这时候药物被允许进入人体。临床试验的阶段如下：

- Ⅰ期临床 20 ～ 100 例，正常人，主要进行安全性评价；
- Ⅱ期临床 100 ～ 300 例，病人，主要进行有效性评价；
- Ⅲ期临床 300 ～ 5 000 例，病人，扩大样本量，进一步评价。

我在上大学的时候也收到过这样的通知，有新药需要做Ⅰ期临床试验，招募志愿者，给的补贴在当时感觉还是比较高的。其实，这个阶段的药物通常都是比较安全的。

3. 上市审批

如果药物能够走到这一步，就暂时可以说是大功告成了，前面几个亿甚至几十个亿的科研经费就没有白花。

当然，对于患者来说，既然它是一种新药，一定有老药没有的独到之处。很多患者都非常期盼这个阶段的药物，特别是很多抗肿瘤药物。

4. 上市后研究

这个阶段也叫作Ⅳ期临床研究。此前研究的药物，患者服药的时间较短，一般只有 3 ～ 5 年。如果药物有长期的不良反应，则难以监控到。药物上市之后，还需要对其长期的不良反应进行考量。如果它有严重的不良反应，是需要退市的！

因此，我们常常看到某杂志报道，美国科学家研制出了治疗某种疾病的新药。但是很遗憾，药物从“研制出”到“吃得到”还需要 10 年左右。中间任何一个环节出了问题，都要跟这种新药说再见了。

08
打什么针最疼

1. 皮内注射、指尖采血、粗针和刺激性药物，会让打针更疼。
2. 如果孩子打针哭闹，最好先做好心理建设，医生和患者之间的小游戏就很有效。
3. 如果孩子打针时家长过度关心，反而会适得其反。
4. 让稍大的孩子自己去面对注射，会让他们更加勇敢。
5. 输液时气泡输入体内不会造成空气栓塞，回血也不会造成失血过多。

Dr. X 说

从小到大，打针一定是孩子们最害怕的事情之一。但疫苗总要去接种，没办法躲过。生病住院的孩子更有一段难以磨灭的惨痛经历，不仅要忍受病痛的折磨，细嫩的小手还可能被扎很多次。

曾经在儿科实习的时候，我每天早晨都要提前半小时去上班。其实这说起来既残忍又无奈，我们是去“抓小孩”的。稍微大一点的孩子尚可以交流，用棒棒糖、巧克力哄着，还能控制得住。但很小的孩子就没办法沟通了，他们打针抽血的时候必然是拼命挣扎。有力气的男孩甚至能掀翻桌子、弄倒病床，让医护人员和家长都焦头烂额。儿科病房里每天都上演着这样的戏码。

从小到大，无论是抽血体检、注射疫苗还是生病住院，你也一定被扎过不少次。那尖尖的针头，连大人看了都毛骨悚然。但就是这小小的注射技术，拯救了千百万人的性命。下面，我们就来说说让人又爱又恨的打针。

小小注射器，作用不简单

以现代的眼光来看，注射器并没有什么了不起的，但是所有的发明都必须与它的时代相结合。美国的金门大桥现在看来也平淡无奇，但用当时的工业水平来看，它绝对算是宏伟壮阔的了；中国的都江堰水利工程现在看起来也很普通，但是当你知道它是公元前建造的，是不是立刻要俯首膜拜了？

注射器的原理很简单，就是将针头插入，通过手的推动力把液体注入。注射器的组成也不复杂，只有两个配件——前端带有小孔的针筒和与之匹配的活塞芯杆。它虽然叫注射器，但其实是抽吸、注射一体的。抽吸，就是拔出芯杆把液体或者气体从针筒前端的小孔吸入；注射，就是芯杆推入时将液体或者气体排出。

注射器的巧妙之处在于它创造了新的诊断方式和给药方式。曾经在体表摸到小泡和囊肿无法明确性质，现在穿刺一抽就可以明确病变性质，甚至可以完成治疗。不用切开、缝合，创伤小，效率高。曾经的药物大多需要吃到肚子里，不仅吸收效率差、作用缓慢，还会带来许多胃肠道反应。如果是局部需要药物治疗，只能以药膏的形式涂抹在皮肤表面，用药麻烦和对皮肤的刺激都不说，人体究竟能吸收多少药量还是个未知数。有了注射器，不仅可以局部给药，“指哪打哪”，甚至可以直接把药物注射到血管里，以最快的速度发挥药物的治疗效果。

注射器这个小小的器物看似不起眼，却改变了医学界，尤其对药学的发展意义重大。

注射技术是怎么来的

注射器的雏形可以追溯到中国的灌肠器。我国东汉医学家张仲景在《伤寒杂病论》中提道:“大猪胆一枚,泻汁,和醋少许,以灌谷道中,如一食顷,当大便出。”“灌谷道”就是灌肠。“以小竹管……内入谷道中”,这种小竹管就是灌肠器。该典籍大约成书于公元200年,此后的改进不得而知。

真正的注射器发明者应该是法国数学家布莱兹·帕斯卡(Blaise Pascal)。没错,就是帕斯卡定律的发现者。注射器就是帕斯卡定律的实际应用。帕斯卡定律的内容是:不可压缩静止流体中任一点,受外力产生压力增值后,此压力增值瞬时间传至静止流体各点。这句话听起来可能有点拗口,但你多读几遍就会明白它的意思,其实就是当注射器的注芯施加压力时,液体会从针头喷射出来。

早期的注射器用羽毛管做针头,用狗的膀胱做容器,装进药液后,挤压狗的膀胱,将药液注入人体。虽然它和现在的注射器看上去大相径庭,但原理是一致的。由于受那时候工程技术的限制,别说塑料针筒,塑料都没有,动物膀胱便成了难得的可塑性容器。加工针筒更是难上加难,想象一下,当时的制铁技术主要是由彪形大汉汗流浃背地用铁锤敲打,想要制作一根中空的穿刺针仿佛是天方夜谭。

真正把注射器应用于医学的人,应该是法国医生查尔斯·普拉瓦兹(Charles Pravaz)和苏格兰医生亚历山大·伍德(Alexander Wood)。1853年,普拉瓦兹用金属中较软的白银做出了和现代注射器长相差不多的活塞注射器,而伍德则第一次使用这一新工具向患者皮下注射吗啡,为注射器的应用开了先河。他们还在针筒上增加了刻度,用来控制注射的剂量。因为白银是不透明的,刻度只能标注在注芯而非针筒上。但是,注射器里是否进了空气及药物的性状如何,当时还无从得知。

此后,注射器的材料不断改进,英国人威廉·弗格森(William Ferguson)使用了玻璃注射器。玻璃透明度好,可以看到注射器内药物的情况。更关键的是,玻璃注射器可以高温消毒,避免感染,因此它很快就成为医生手中最重要的医疗器材之一。

20世纪，一次性塑料注射器被发明出来。随着塑料制品成本的不断下降，注射成为最安全、最廉价，而又最不可或缺的治疗方法。

哪种注射方法最疼

必须先明确一点，年龄、性别等很多因素都会影响注射的疼痛程度。比如，老年人的神经敏感度有所下降，对痛觉不敏感，常常会有更高的疼痛阈；体力劳动者对疼痛的忍耐力要强于养尊处优的人；第一次打针的时候感觉非常痛，但是打多了就会适应这种痛觉。疼痛本身是主观感受，无法做出对照研究和定量分析，但是以下四个参考指标可能会令你有同感。

1. 注射方法

常见的注射方法有四种：皮内注射、皮下注射、肌肉注射和静脉注射。

接种过疫苗的人都会注意到，大部分时候注射针头似乎都是直接戳到肉里的，也就是肌肉注射；有时候打针要把皮肤挑起来注射，其实是打在真皮和表皮之间，这是皮内注射，如接种卡介苗；还有一种是斜着进针，药物在皮下鼓起一个小包，这种叫皮下注射，如接种麻疹和流脑疫苗。而在输液的时候，针头则直接刺入患者手背的血管中，也就是静脉注射。

单看注射方法，皮内注射可能会更疼，因为皮肤内的感受器最丰富。其次是皮下注射。然后是肌肉注射，因为肌肉里的痛觉感受器分布相对较少，感觉相对迟钝。最不疼的应该是静脉注射，因为血管本身没有痛觉，所有的疼痛都来自针头刺破皮肤时。在输液的时候，只要扎上针，无论针头留置多久，人都不会有痛觉。

2. 注射部位

常见的注射部位大家可能都有所了解。也许不仅仅是了解，而是切身体会过。通常，肌肉注射的部位主要有两个：一是胳膊，也就是三角肌；二是屁股，也就是臀大肌。

皮内注射和皮下注射主要用于皮试，常常打在前臂内侧，手腕的上方。

静脉注射一般选择手背或者肘部；对于不需要经常走动的卧床患者，静脉针也可以选择打在脚上；小孩子的手和脚的血管都非常纤细，常常需要在头皮上找血管进行注射。

我们都知道手的敏感程度最高，神经末梢分布丰富，因此指尖采血是非常疼的。然后可能是手背、脚上，最后应该是三角肌、股外侧肌、臀大肌。

3. 针头的粗细

针头的粗细毫无疑问是最直接决定疼痛程度的因素。国际上通用的针头标准单位是 G，针头内径一般是 22 ～ 31G，数值越大针头越细。中国的针头标准单位是号，与国际相对应的针头一般是 4 ～ 7 号，号越大针头越粗。

临床上常用的针头一般最粗的就是 7 号，也就是内径为 0.5 毫米。这听起来可能没什么，但是真的把这么粗的针拿到你面前，你可能心里也会发毛。7 号针头一般搭配 20 毫升以上的注射器。而最小的针头一般就是注射胰岛素和某些抗凝药物的针头了，按照国际单位一般在 29 ～ 31G。

当然，不同的注射方法、注射部位和针头粗细一般都是相互对应的。太细的针头打到肌肉里可能会被强烈的肌肉收缩掰断，太粗的针头则根本无法找到皮肤的间隙。在临床上，腰穿、骨穿、胸穿等操作都有相应的专门针头。

4. 药物

不管针头有多粗、打在什么部位，疼的时候也只有进针的那一刹那。当然，如果找不到血管，反复戳来戳去就另当别论了。一旦针头扎进去，影响疼痛的关键因素就变成了打的是什么药，以及打了多少药量。

拿皮内注射来说，两层皮肤之间只有那么点空间，如果大量注射药物，患者就只能承受皮肤被撑开的痛苦了。肌肉的间隙比皮内要大些，但是大量注射药物也会造成疼痛。还有许多药物不适合肌肉注射，如去甲肾上腺素、钙盐、钾盐、维生素 C、各种酸制剂和碱制剂等。肌肉注射这些药物会引起局部强烈刺激性疼痛，超剂量注射甚至可能导致局部组织坏死。

静脉注射是否疼痛则不太考虑药量，很多住院患者都是从早到晚不间断地输液。这时候最重要的因素就是药物的刺激性了。临床上最常见的引起疼痛的输液就是补钾。因为静脉输入氯化钾会造成血管刺痛，所以输液补钾常常成为住院患者的噩梦。很多肿瘤化疗药物也会刺激血管。血管被刺激后不仅会疼痛，它经常痉挛收缩还会导致输液通道阻塞，患者可能不得不重新再打一针。因此，需要长期输液的患者常常要进行 PICC 置管（Peripherally Inserted Central Venous Catheters，经外周静脉穿刺中心静脉置管）和深静脉置管，也就是把液体输入更粗的大静脉里，这样就可以耐受更大量和更刺激的药物的输入了。

疼不疼，这很重要！

打什么针最疼？当然是最粗的针，打最敏感的部位，用最大的药量，打最刺激的药物。这可能已经不是医疗了，而是变成了酷刑。当然在许多人的记忆里，最疼的不是常规的注射治疗，而是一些特殊部位的穿刺经历，如耳膜穿刺、鼻腔穿刺、牙龈穿刺等，真是令人痛不欲生。

打在哪里最疼？每个人都会说出自己的悲惨经历。打在哪里不疼？似乎只有打在别人的身上才不疼。还有一种可能，就是传说中的无针注射器。因为怕疼，早在 20 世纪 70 年代，人们就开始研制不疼的注射器。最早的无针注射器于 1992 年在美国上市，这是一种胰岛素注射器。糖尿病患者需要长期注射胰岛素，虽然用很细的针，但每天 3 次雷打不动，长年累月，还是让很多患者苦不堪言。他们的需求要最先得到解决。

新型的无针注射器就是在进行药物注射时不借助针头，而是使用高压射流原理，使药液形成较细的液体流，瞬间穿透皮肤到达皮下。很可惜，无针注射器只适用于皮下注射，对于其他注射方式无法起到替代作用。而且无针注射器的价格相对昂贵，注射的效果也没有那么确切，所以它虽然已经上市了 20 多年，依然没有得到普及。

为了治病，医生发明了注射这种治疗方式。当针头刺入皮肤的那一刻，就算是经验丰富的护士也得紧张一下。在医疗工作中，白衣天使总是把最善意的目标、最真诚的态度和最温暖的胸怀隐藏在看似残忍的外表之后。尖尖的针头虽然刺入肌肤，却包裹着医生对患者的爱和健康的最大期许。最后，引用一句美国儿童医院的宣传广告语作为结尾：让孩子哭泣，并拯救他的生命！（Make a child cry, save his life!）

相关知识延伸

关于输液的几个疑问

去医院输液的人的心里总会有些紧张，最怕的就是液体输完了忘记叫护士，导致空气被输入体内。还有些患者会特别注意输液管里的小气泡。这里，我就给大家解答一些关于输液的常见疑问。

▷ 输完液没及时拔针，空气会不会输入体内

静脉输液的原理是，通过液体重量产生的正压和大气压将液体输入人体周围静脉。因为人体周围静脉的压力高于大气压，所以输液瓶放得低一点，液体都输不进去了，更别说空气了。

只要不加压输液，比如用手挤，是不会发生空气栓塞的，也没有必要因为害怕空气进入身体而提前拔针。

▷ 输液管中的气泡进入血管后会不会有危险

一般小于 0.02 毫升 / 千克的空气进入体内，人是不会有任何感觉的。超过 2 毫升 / 千克的空气进入体内，就会使人产生肺栓塞、

脑栓塞或者猝死的风险。

让我们来计算一下：一个体重为 50 千克的成年人至少需要 100 毫升的空气，且必须在 1 分钟之内输完才会致命。因此，即使输液器的管壁上黏附的少量空气泡进入血管，也会被肺吸收，不必惊慌。

▷ 出现回血怎么办

其实输完液体之后，针头没有及时拔出所导致的回血现象才是问题。那么血会一直回下去，最后导致人失血过多吗？

正如前文所说，静脉血回到输液管中以后，输液管中的血液就变成了之前的药液。当大气压力加上输液管中血液的压力，与静脉血管中的血液压力一样的时候，回血就会停止了。

因此，输液结束后不及时拔针，确实会导致回血，但只有那么一点点而已。

▷ 会不会形成血栓

血块确实有可能凝集，但是不必紧张，因为人体有凝血系统和纤溶系统。人体受伤出血的时候，凝血因子和血小板会在伤口处聚集，形成血栓，止住出血；伤口愈合后，人体的纤溶系统会把血液凝固过程中形成的纤维蛋白分解液化。所以，这么小的血栓，即使推进血管，也会很快被溶解。

▷ 留置针为什么能留置

留置针的使用能减少反复静脉穿刺所造成的痛苦及患者对扎针的恐惧感。基本上，只要患者需要多次输液，就要使用留置针。

前国家卫生和计划生育委员会发布的《静脉治疗护理技术操作规范》明确规定：外周静脉留置针应 72 ～ 96 小时更换一次。

输注对血管有刺激性的药物，如造影剂、术中麻醉药物后，宜进行留置针更换；出现静脉炎等并发症时应立即拔管，更换新的部位重新置管。

留置针虽然留置时间长，但是每次使用结束之后都会用肝素封管。肝素是最常见的抗凝剂，所以留置针里的血不会凝固，也不会产生血栓。

▷ 拔针之后需要按压多久

输液完毕拔针后，护士都会给患者一根棉签来按压针眼。很多人看见针眼不出血了就把棉签扔掉了，过了一段时间，针眼处就会出现一块大大的淤青。

一般建议，静脉输液拔针后至少要按压 3 分钟，最好能按压 5 分钟，这样才能有效防止针眼出血。对于老年患者和小儿患者来说，按压时间更需延长。

需要特别注意的是，按压的位置不仅要包含皮肤针眼处，还要覆盖针眼稍微往上一点的地方。这是因为扎针的时候针是斜向上进入皮肤的，刺破血管的位置比皮肤的穿刺点更往上一点。

09
如何选择感冒药

1. 无论是否吃药，感冒都有一个自然病程，药物大多只能起到缓解症状的作用。
2. 感冒确实可能引起很多疾病，但是概率不高，不值得你过于紧张。
3. 感冒时最重要的是休息，千万不要“硬扛”！
4. “运气坏的医生治病头，运气好的医生治病尾”，治好感冒并不能体现一个医生的水平高。

Dr. X 说

在日常的患者咨询中，最常见的问题就是感冒。我们一般常说的感冒指的是普通感冒。普通感冒是最常见的急性上呼吸道感染性疾病，多呈自限性，但发生率较高。成人每年发生 2 ～ 4 次，儿童的发生率高一些，每年 6 ～ 8 次。普通感冒发病频繁，几乎每时每刻都有人在感冒。

常见的感冒药都有什么成分

我们每次感冒去药店时，都会被店员推荐一大堆药物。之前居然有一个患者告诉我，药店店员跟他说孩子皮肤湿疹涂抹激素时一定要搭配维生素吃！结果他买了5块钱的激素，配了100块钱的维生素。希望大家阅读过下面这些内容后能够真正认识常见的感冒药，再也不要被忽悠了！

感冒要不要吃药，得先看你得的是什么样的感冒。一般来说，如果只是个普通感冒，不需要吃抗生素和抗病毒的药。因为普通感冒的小病毒只能依靠人体的免疫系统来自然清除，没有什么特效药。市面上大多数感冒药的成分主要有以下几种：

1. 解热镇痛成分

解热镇痛成分包括对乙酰氨基酚、布洛芬、阿司匹林等，很多复方的感冒药中都会含有。这些药物成分能使发热病人的体温恢复正常，但对正常人的体温没有影响。而且它们还有中等强度的镇痛作用和抗炎、抗风湿作用。

但是，与此同时它们也会使患者产生一些胃肠道的不良反应和凝血功能的问题。解热镇痛药虽然有效，但不可以过量服用哦。

2. 抗过敏成分

感冒的时候，我们的皮肤、眼睛、鼻子都处在充血和敏感的状态中。这时候，有一类药物可以对抗组胺引起的毛细血管通透性增加，阻止组胺及其他过敏反应介质的释放，缓解平滑肌痉挛。

这类药物成分包括苯海拉明、色甘酸钠、酮替芬、马来酸氯苯那敏等。它们可以减轻局部充血水肿的症状，缓解鼻塞、流涕、流眼泪等让人感觉很不舒服的症状。但是，这类药物成分会引起口干、嗜睡等问题。

3. 维生素 C

维生素C一度被认为是治疗感冒的良药。不少人认为，得了感冒之后吃点维生素C，或者多吃点水果就有治疗作用。根据全球最权威的循证医学数据库 Cochrane Database 显示，很多研究对维生素C治疗普通感冒的问题进行了持续的关注。从2013年更新的内容来看，补充维生素C不能减少感冒的发病率，但可能会缩短感冒的持续时间，只是这个作用的可复制性不高。维生素C到底对治疗感冒有没有用处，其实目前还没有有力的证据来证实。

4. 板蓝根

板蓝根可谓是中医里的“神药”，但其实板蓝根是一味中药材，具有清热解毒、凉血利咽的功效。民间曾经认为它不仅能够清热解毒，还有抗病毒的作用。在流感季节，很多中小学校会组织学生集体服用板蓝根来预防流感。但是，目前还没有足够的证据表明板蓝根能够预防感冒和缩短感冒的时间。

5. 抗生素

抗生素对感冒并没有作用。因为感冒大多是由病毒感染引起的，而抗生素针对的是细菌。那为什么有些人在因感冒去看病时，医生会给开抗生素呢？这是为了预防感冒可能会诱发的呼吸道炎症。

6. 抗病毒成分

这两年我们都认识了奥司他韦这种治疗流感的“神药”，但是它只在控制和预防大规模流感病毒时具有重要作用，对于普通感冒可能完全无效。是否需要使用奥司他韦，取决于你得的是流感还是普通感冒，二者的区分可以参照表 2-1。

表 2-1　流感和普通感冒的主要区别与特点

类别	流感	普通感冒
致病原	流感病毒	鼻病毒、冠状病毒等
流感病原学检测	阳性	阴性
传染性	强	弱
发病的季节性	有明显季节性（我国北方11 月至次年 3 月多发）	季节性不明显
发热程度	多高热（39 ～ 40℃），可伴寒战	不发热或轻、中度热，无寒战
发热持续时间	3 ～ 5 天	1 ～ 2 天
全身症状	重。头痛、全身肌肉酸痛、乏力	轻或无
病程	5 ～ 10 天	5 ～ 7 天
并发症	可合并中耳炎、肺炎、心肌炎、脑膜炎或脑炎	少见

其实市面上的感冒药就是对以上几种有效成分进行排列组合。那么我们该如何挑选合适的感冒药呢?

根据症状选择感冒药

1. 发热、头痛

这时候选择的感冒药需要含有解热镇痛成分，如对乙酰氨基酚、阿司匹林、双氯芬酸等。

2. 鼻塞

感冒会鼻塞主要是因为鼻腔充血，所以我们需要一些可以减轻此种症状的药物，比如伪麻黄碱等。

发热、头痛和鼻塞基本上是所有感冒的症状，也就是上呼吸道感染患者共有的症状，这也就是对乙酰氨基酚和伪麻黄碱会成为感冒药必备成分的原因。

3. 流鼻涕

感冒时不停地流鼻涕，需要使用抗组胺的药物来减少鼻涕的分泌，同时也可以减少打喷嚏。这类药物有一些镇静作用，比如我们之前提到的苯海拉明。在白天吃具有镇静作用的药物会使患者出现困倦、注意力难以集中等症状，可能会影响日常工作。药物说明书上也强调了驾驶大型机器甚至驾车的人都要谨慎服用。而这种镇静作用在晚上则表现为助眠，可以让你很快地进入睡眠状态。在得到充分的休息之后，你的感冒症状可能就会得到大大缓解。

鼻塞和流鼻涕这两个症状还长期困扰着慢性鼻炎或过敏性鼻炎患者。症状严重的时候，他们不得不服用以上药物来缓解症状。但是，很多患者会误以为自己得了感冒，就服用感冒药，或者知道自己是慢性鼻炎，但是服用了感冒药之后有效，可能是为了不浪费药物，也可能是偷懒，就在鼻炎发作的时候吃一粒感冒药。这样做虽然症状也可以得到缓解，但是你在不知不觉中也服用了很多不需要的药物成分。

4. 咳嗽

咳嗽是上呼吸道感染的后期症状。右美沙芬是强效的镇咳药物，也有很多药品生产商把镇咳成分混入感冒药物中，从而起到一药多效的效果。

需要注意的是，咳嗽可能伴有肺部炎症，如果再有发热的症状，患者可能就需要酌情增加抗生素。虽然官方一直在强调严格控制抗生素的应用，严格把握适应证，但其实临床医生对于抗生素的理解有所不同，常常会更加积极地使用。

比如说，虽然感冒引起肺炎的概率并不大，但是总会出现，还有些感冒会导致心肌炎，甚至少数患者可能会因为初期的感冒治疗不彻底而死亡。对于患者本身来说，这种问题出现的概率不大，大概只有几千分之一或几万分之一。但是临床医生在接诊了上千万个患者之后，一定会遇见不少这样的病例。一旦出现患者由于初期的感冒症状治疗不彻底而死亡的情况，不仅医生会对自己的诊疗效果失望，患者家属也会非常难以理解，甚至会做出不理智的举动。因此，临床医生一般都会在征求患者意见的前提下采取更加积极的治疗方案，这其中就包括放大抗生素的应用指征。

5. 困倦

在现代社会的工作环境里，员工如果因普通感冒而请假不上班，很难得到领导的批准，甚至还会被认为是矫情或者娇气。感冒会让人疲倦、难以集中注意力，于是很多人就采用喝咖啡、浓茶来强迫自己兴奋起来。但是，这种方式可能会让小小的感冒发展为许多意想不到的严重问题，是医生最不推荐的方式。

因此，很多感冒药里含有咖啡因。咖啡因是一种中枢兴奋剂，一来可以帮助感冒患者对抗萎靡的精神状态，二来可以抵消许多抗过敏药物中的镇静成分。

如果你认真阅读了以上内容，下次感冒去药店的时候就可以不用理会商家的热情推荐，而是淡定地看看药品的成分，挑选针对自己症状的感冒药。感冒药大都是非处方药，根据自己的知识储备，完全可以自主选择。

这里还得多说一句，现代医学认为以上感冒药并不能改变感冒的自然病程。也就是说，一旦发现自己得了感冒，就要做好 1 ～ 2 周才能康复的心理准备。没有药是“神药”，即使你去打针、输液，也不能加快身体康复的速度。所有的药物仅仅是让你在感冒期间舒服一些而已。

很多疾病都像感冒一样，有自然的病程。学医的人都知道“运气坏的医生治病头，运气好的医生治病尾”，这也是大学时期老师反复跟我们说的一句话。这句话也一直体现在日常的医疗工作中。

很多患者都会有这样的经历，去了医院后病反而越看越严重了，后来自己回家休息了一阵子或者找了个老中医后病就好了，由此患者得出“医院真是不靠谱，医生水平真差”的结论。这是医生和患者沟通问题的典型案例。要知道，很多疾病就是如此，需要经历由轻到重，最后缓解的过程。我们前面讨论的普通感冒就是如此，大部分感冒不治疗也会自己缓解，所以得到怎么样的治疗效果就看你在哪个阶段去看医生了。

10
如何简单区分“需要赶紧去就医的头痛”和“痛着也没什么大不了的头痛”

1. 最近一个月一直时不时地头痛？先排除最近生活情况的因素，如果休息好了头痛就能缓解或者没有加重，就可以不用过于担心。如果头痛持续时间过长，可以去医院拍个片子检查一下。
2. 如果头痛了几天，睡觉起来也不见好转，怎么办？头痛越来越重需要提高警惕，去医院进行 CT 或者 MR 的检测就可以发现大部分的问题。
3. 头突然猛地疼了一下，要不要去医院检查？这样的头痛多是神经痛，偶尔发作的话不用过于担心。如果它频繁发作，需要去医院检查是否有器质性疾病。

Dr. X 说

2007 年，国际上成立了国际头痛学会，定期举办会议来交流头痛的问题。2013 年，国际头痛学会推出的最新指南把头痛分成 14 大类，每一大类中又有很多小类，加起来有 100 多种。

总的来说，头痛按性质不同可以分为器质性头痛和功能性头痛两种。器质性头痛是由神经变性、血管损伤或者炎症、长了肿瘤等情况导致的。这样的情况需要先解决原发疾病后，头痛才可能缓解。而对于功能性头痛，影像学、化验检查等都没法查出问题，它通常症状相对轻微、不易致命，但是其中很多也难以缓解，患者不得不饱受煎熬。

人为什么会头痛

头痛可见于多种疾病中，大部分没有特殊意义。比如，全身感染会头痛，精神紧张会头痛，过度疲劳也可能会头痛。但是，反复发作或者持续的头痛可能是某些疾病的信号，需要引起重视。

我们先来说说头为什么会痛。简单来说，头痛的原因就是头部疼痛敏感的组织纤维过度放电，或者说这些结构的放电处于正常范围内，但是人的心理感受发生了异常。

一提到头痛，我们会第一时间怀疑是不是脑子出了问题。但是大脑本身是没有痛觉的，这也是神经外科医生可以在患者清醒的情况下完成大脑手术的原因。头骨也不会有痛觉。有的人说“头疼得快要裂了”，其实那不是骨头的疼痛，而是因为我们没办法找到准确定位；还有就是颅腔的体积有限，很多时候我们感受到的胀痛好像要胀裂头骨。

总结来说，头痛有以下几种病因：

1. 血管的原因

血管是非常敏感的，血管里的血液多了或者少了，血管破了、痉挛了，大脑里长了东西牵拉或者压迫了血管，都会导致严重的疼痛。

2. 脑膜的原因

脑膜也是十分敏感的痛觉感受器。脑膜的炎症、肿瘤的挤压、外界的刺激都会导致剧烈的疼痛。

3. 神经的原因

大脑共发出 12 对脑神经，其中一部分是感觉神经，一部分是运动神经，还有一部分两者皆有。具备感觉功能的神经受到刺激、挤压和牵拉同样会导致头痛。

4. 眼耳鼻的原因

眼睛、鼻子和耳朵的问题也会引起头痛，而且很多时候我们并不能辨别具体是哪里导致了头痛。有时候耳、鼻、眼出了问题导致的头痛，耳朵、鼻子和眼睛本身反而不会有疼痛感。这也就是为什么有的时候我们会感觉到头痛，但具体的部位很难说清楚。

5. 全身的原因

这里指的是由内分泌紊乱、全身疾病引起的头痛。血液里的生化水平改变了，激素水平改变了，也可能引起头痛。

6. 精神和心理的原因

焦虑等心理问题也会引起头痛。头痛本来就是一个主观的问题，只要你感觉到疼痛，那就是疼痛。这也是很多头痛检查结果完全正常的原因。

头痛的类型

下面根据头痛的不同情况简单介绍一下有特征性的头痛。据此对号入座诊断疾病一定是不科学的，但是将其当作知识了解一下是没有问题的。

1. 突发的急剧头痛，持续不减

这种症状一看就非常严重，相信大家都不会掉以轻心。出现这种情况的最大可能性就是颅内的血管性疾病，血管突然破裂，出血刺激会引起头痛持续不减。如果出血继续的话，患者很可能很快出现意识障碍或者偏瘫、失语等。遇到这种情况，只有一句话——快速就医。而且这种情况中的很大一部分需要进行介入或者手术治疗，至少也要严密观察，所以尽可能去正规的大医院，小诊所是解决不了问题的。

2. 长期反复发作的头痛

临床最常见的原发性头痛类型，以发作性中重度、搏动样头痛为主要表现。头痛多为偏侧，一般持续 4 ～ 72 小时，伴有恶心、呕吐等症状，光、声刺激或日常活动均会加重头痛，安静的环境、休息则可缓解头痛。

尽管每个人的认知和对疼痛的敏感度不同，但痛过几次之后都会去医院就诊。每个人的就诊时间不同，但大部分在就诊之后都会得到偏头痛的诊断。对于偏头痛，目前尚无特效治疗方法，只能预防和减轻症状，也就是尽量改善生活方式、避免诱发因素，以及发作的时候减轻头痛症状。虽然偏头痛反复发作让人苦不堪言，但好在目前没有研究证明偏头痛会影响患者的生命。

3. 进行性加重的头痛

这是一种尤其需要引起重视的头痛。它一般表现为全头痛，疼痛越来越重，很多时候为胀痛。这种情况经常与颅内占位性病变有关，简单地说，就是大脑里可能长了东西，压迫到了神经和血管，由此引发了疼痛。也就是说，这种情况需要考虑是不是大脑里长了肿瘤。虽然脑肿瘤中有不少呈恶性表现，但是肿瘤增加的速度一般还不足以让疼痛在几天内加重。那么疼痛的加重是由什么引起的呢？一般的原因是脑水肿和脑积水。脑水肿的原因有很多，比如压迫颅内的静脉回流导致血流不畅、细胞的炎症反应等。人的颅骨很硬，而且容纳量非常有限，里面的脑组织稍微有一点肿胀就会引起强烈的不适。

大脑是泡在液体里的，也就是脑脊液，它有一个循环系统。当这个循环系统受阻的时候，就可能引起严重的头痛。人每天分泌的脑脊液有 400 ～ 500 毫升，差不多是一大瓶水的容量，但是人体脑脊液循环的容纳量只有 100 ～ 150 毫升。简单来说，如果下水道被完全堵塞，只需要几个小时上面就憋得受不了了。

如果肿瘤导致了周围脑组织的肿胀和脑脊液循环的阻塞，头痛就会进行性地加重。这样的情况需要尤为重视，因为越早切除肿瘤，治愈的概率越大。

如果这样的头痛突然加重，患者甚至出现了意识障碍，则提示可能出现了脑疝。此时需要紧急送医进行手术，这种情况真的可以说是跟时间赛跑，时间就是生命。

4. 头痛伴有其他症状

下面再来说说伴有其他症状的头痛。

伴高热：一般是颅内感染的表现，你可以回顾一下最近有没有感冒，有没有耳朵、鼻子的感染。如果有的话，需要更加重视。

伴头晕：常常提示为小脑半球的问题，可能是肿瘤，也可能是轻微的梗死。但更多的是基底动脉的供血不足，可能是由颈椎问题引起的。

伴视力障碍：眼睛突然看不见或者视力突然下降，大多数是由青光眼或者颅内的肿瘤压迫了视觉的传导通路导致的。

伴精神障碍：额叶肿瘤的可能性非常大。

伴癫痫发作：癫痫也就是我们常说的羊角风，可能由肿瘤、血管畸形或者寄生虫引起。出现癫痫不是小问题，每次发作都是对大脑功能的损害，需要尽快控制癫痫的发作。

5. 偶然发作的轻度头痛，兴奋、劳累之后的头痛自行缓解

感冒发热时肯定头痛，有时无须过于紧张；遇到兴奋、悲伤、紧张等情况后出现的头痛也不用过于紧张；没什么诱因出现的头痛只要能很快缓解，比如睡一觉之后就好了，一般问题也不大。

11
传染病来袭时，我们该怎么做

1. 针对传染病，相比治疗，更重要的是防控。
2. 有些传染病，防疫部门必须及时掌握其发病情况并采取对策，发现后应按规定时间及时向当地防疫部门报告。
3. 虽然人类费尽心思，很多疾病还是不能消灭，而只能消除。消除是指通过在一个地区范围内采取有效的预防策略与措施，使某种传染病消失。

Dr. X 说

威尔·史密斯主演的电影《我是传奇》（*I Am Legend*）描述了一幅世界末日的景象，主人公作为城市里唯一幸存的人类，独自一人与肆虐的瘟疫做斗争。

影片有两个结局：一个是男主角与疾病同归于尽；另一个是男主角战胜了病毒，活了下来。其实，人类的生存就是如此偶然，在无数次与传染病的斗争中，人类虽然牺牲了个体，但获得了总人群的胜利。但是，谁又敢说人类一定会胜利，又有谁敢说人类不会在和传染病的斗争中灭亡？

回顾人类和传染病斗争的历史，每一次人类都赢得十分惊险。下面我就说说那些关于传染病的传说。

恐怖的噩梦——黑死病

黑死病是人类历史上最严重的瘟疫之一。中世纪欧洲约有 1/3 的人死于黑死病。这意味着，平均每个三口之家都会因为黑死病而变得残破不堪。

意大利文艺复兴时期，人文主义先驱薄伽丘的代表作《十日谈》就是瘟疫题材的巨著，该书一开始就谈到了意大利佛罗伦萨严重的疫情。他描写了黑死病患者突然在大街上跌倒死去，或者冷冷清清地在自己家中咽气，直到尸体发出了腐烂的臭味，邻居们才知道隔壁发生的事情。旅行者们见到的是荒芜的田园无人耕耘，洞开的酒窖无人问津，无主的奶牛在大街上闲逛，当地的居民却无影无踪。

其实黑死病就是我们常说的鼠疫。患者会出现大块疼痛的黑色肿瘤，并且会渗出血液和浓汁。受到感染的人会高热不退且精神错乱，无数人在感染后 48 小时内就会死亡。现在我们知道鼠疫是由鼠疫杆菌引起的，但是在那个年代，人们还不知道细菌的存在，对这种疾病也就无从下手。由于黑死病的侵袭，人们懂得了许多卫生习惯，发明了消毒和火葬。

那个时候所有人都经历了病毒的传播，但是有些人由于自身具备抗体而生存了下来。谁也说不清这是偶然还是必然，但是如果没有这些抗体，人类将不复存在。

低调的杀手——流行性感冒

要问造成患者死亡人数最多的传染病是什么，那可不是前面所说的黑死病，也不是伤寒、霍乱、疟疾、天花，而是无处不在的流行性感冒！

流行性感冒是由流感病毒引起的急性呼吸道感染，传染性强，传播速度快，主要通过空气中的飞沫、人与人之间的接触或者与被污染物品的接触传播。

流感典型的临床症状是高热、全身疼痛、显著乏力和轻度呼吸道症状。这些症状想必大家都有所了解，谁没有得过感冒呢？但是流感又不同于普通感冒，它的并发症较多，导致死亡的可能性也更大。区别于普通感冒的是，在得了流感的人群中，年轻人和身体非常强壮的人死亡率较高。

也许有人说，我们经常接种流感疫苗，难道这样不能高枕无忧了吗？这个想法非常理想化。因为流感最厉害的一招就是强大的变异能力。现在的流感可分为甲（A）、乙（B）、丙（C）三型，每一种还有许多变异。我们常说的甲型H1N1 流感就是甲型流感的一个变异。我们接种的流感疫苗只针对最近流行的主要亚型，对其他亚型无效，更不要说明年春天将要重装上阵的新亚型流感。

流感中最骇人听闻的故事来自其中的一个亚型——西班牙流感。第一次世界大战中的死亡者超过 1 000 万人，是人类历史上的一场重大浩劫。而战争后期暴发的西班牙流感则夺去了 4 000 万人的性命，也导致了战争的提前结束。

1918—1919 年，流感造成全世界约 10 亿人感染，死亡人数更是惊人。在当时世界人口仅为 17 亿的情况下，这是多么可怕的数字！该疾病在全球的平均致死率为 2.5% ～ 5%。那么为什么将其称为“西班牙流感”呢？因为当时西班牙大约有 800 万人感染了此病，甚至连西班牙国王也感染了，故而得名。其实这并非主要原因，主要原因是战争。当时主要参战的国家每天都进行大规模的军事活动，传播速度快，卫生条件差，流感的严重程度可想而知。只是因为战争中信息被封锁，没有人知道具体死了多少人。而西班牙并不是主要的参战国，媒体封锁较为宽松，这才有了“西班牙流感”的名字。更为神奇的是，西班牙流感在 18 个月内竟然完全神秘地消失了，而其病株从来都没有被真正地确认过。

在当时，人们还不清楚流行性感冒是由什么病原体造成的。直到 1933 年，英国科学家威尔逊·史密斯（Wilson Smith）、克里斯托弗·安德鲁斯（Christopher Andrewes）和帕特里克·莱德劳（Patrick Laidlaw）才分离出第一个人类流感病毒，并将其命名为 H1N1，从此人们才知道流行性感冒是由流感病毒引起的。但是由于这场流感中死者的遗体都已经被焚毁，再加上重新合成病毒的危险性，人们对流感的研究一直举步维艰。

动物的危机——疯牛病、禽流感

记得小时候我在新闻里听到英国有一种疾病，名字很吓人，叫“疯牛病”。当时我心里想的好像是满大街到处跑着发疯的牛。后来学医了才知道，这种疾病与我想的颇有些不同。人一旦食用了被疯牛病污染的牛肉，就有可能染上致命的克罗伊茨费尔德－雅各布氏症，简称克－雅氏症。其典型临床症状为痴呆或神经错乱、视觉模糊、平衡障碍、肌肉收缩等。患者最后会因为大脑的损害而死亡。

这种疾病利用正常细胞中氨基酸排列顺序一致的蛋白进行复制，其过程尚不十分清楚。它是不同于细菌和病毒的生物形式，不通过 DNA 或 RNA 进行复制，目前并无针对性的治疗方法。后来研究发现和定义的疯牛病的传染方式是朊病毒。有基本生物学知识的人都知道，病毒复制至少需要 DNA，没有 DNA 就没有遗传物质，也就不能把自己的特性传给下一代。但朊病毒并不是标准意义上的病毒，而是一种蛋白质。目前针对疯牛病并没有什么治疗方式，只能不吃被疯牛病污染了的牛肉，发现病牛立刻掩埋。

禽流感也是一种常见的动物来源型传染病，本质上也是一种流感。禽流感本身并不可怕，因为它对人的致病性并不算太高，致死率也不高。但是禽流感病毒具有血凝素结构，所以虽然它一般只感染禽类，但当它在复制过程中发生基因重配，致使结构发生改变时，就会获得感染人的能力。至今人们发现的能直接感染人的禽流感病毒亚型有 H5N1、H7N1、H7N2、H7N3、H7N7、H9N2 和 H7N9。

疯牛病的传播主要通过进口牛肉，所以其传播速度较慢，毕竟牛的流动性比较低。飞禽具有极大的流动性，虽然传染病暴发后政府关闭了禽类交易并且开始扑杀鸟类，但并不能解决所有的问题。因为禽类多集中养殖，几乎每年春天都会听到某个养鸡场的家禽全部死亡，禽流感在整个区域蔓延开来的新闻。

必死的传说——艾滋病

时至今日，大多数人还是会“谈艾色变”，艾滋病诊断书就好像死亡通知书，不仅给患者带来生理方面的病痛，还会带来心理上的折磨。性接触、不洁注射、血液和母婴是艾滋病的四大传播途径。吸毒者共享针头或注射器是传播艾滋病的高危行为，而男同性恋人群艾滋病抗体阳性率在近几年一直维持在8% 以上，已经成为我国艾滋病感染的第一高危人群。

但是，得了艾滋病真的必死无疑吗？艾滋病由感染人类免疫缺陷病毒（HIV，即艾滋病病毒）引起。HIV 是一种能攻击人体免疫系统的病毒。它把人体免疫系统中最重要的 T 淋巴细胞作为主要攻击目标，大量破坏该细胞。这种病的恐怖之处也在于此，它全面摧毁人类的免疫系统之后，微不足道的细菌病毒都能给身体带来毁灭性的后果。

艾滋病病毒在人体内的平均潜伏期为 8 ～ 9 年，人在确诊艾滋病以前可以没有任何症状地生活和工作多年。正因为如此，艾滋病现在并非不可控制。患者可以通过药物控制病毒复制，使其在体内保持较低水平，从而使患者长期不发病。最著名的例子要属在 NBA 历史上具有重要意义的伟大球员——“魔术师”埃尔文·约翰逊（Earvin Johnson），在 1991—1992 赛季之前，他因艾滋病病毒检测呈阳性而宣布退役。虽然 4 年后他又复出了一次，但是由于长期服药和体重的增加，他的技术大不如前，只打了 32 场比赛就再次退役。退役后的约翰逊一直热心于宣传防艾知识，频频出现在公众面前。他自己也通过药物控制住了体内的艾滋病病毒，至今已经快 30 年了。

约翰逊为什么没有发病？艾滋病真的可以治愈吗？他用的什么方法？其实艾滋病的特效疗法尚未找到。约翰逊用的是鸡尾酒疗法，即“高效抗反转录病毒治疗”（Highly Active Antiretroviral Therapy，HAART）。该疗法由美籍华裔科学家何大一于 1996 年提出，通过联合使用三种或三种以上的抗病毒药物来治疗艾滋病。这种疗法可以减少单一用药产生的抗药性，最大限度地抑制病毒的复制，使被破坏的机体免疫功能部分甚至全部恢复。简单地说就是，它可以控制艾滋病病毒的数量，使人一直作为艾滋病的带菌者而不发病。

然而，目前尚无疫苗能够预防艾滋病，这也是大家“恐艾”的重要原因。但是艾滋病正在变成一种慢性病，就如同用胰岛素和二甲双胍治疗糖尿病、用降压药控制高血压一样，其有效控制后的寿命正在接近于平均寿命。

曾经有很多报道，某个村子里因大批村民卖血，导致全村感染艾滋病。“艾滋病村”引起了社会的广泛关注。但近年来随着国家严禁非法卖血及对血制品统一管理后，艾滋病经血制品传播的报道就很少了。

不止如此，患艾滋病的母亲采取母婴阻断措施后，也完全可以生出健康的宝宝。甚至有这样的报道，发生性行为的艾滋病阳性一方如果按时服用抗病毒药物，可以使另一方不会感染艾滋病的比例高达 96%；如果病毒控制到阴性，甚至对方几乎不会感染艾滋病。

即使可控，艾滋病的治疗却远远没有达到理想的状态。艾滋病好就好在传播能力不强，除了前面提到的四种传播方式，一般的接触并不会传播此病。但如果有一天艾滋病发生了变异，变成跟前面提到的多种传染病一样可以通过飞沫传播或者通过禽类携带，谁还敢保证人类能赢得此次战争？

因为有了严格的隔离措施，人们的科研水平也今非昔比，所以对艾滋病病毒的研究已经广泛开展，慢病毒就是人类从艾滋病中得到的宝藏。慢病毒载体是以 HIV-1（人类免疫缺陷 I 型病毒）为基础发展起来的基因治疗载体。根据艾滋病的原理，把需要的基因用慢病毒作为载体，整合到宿主体内，造成这种基因的永久表达，简单来说就是改变别人的基因。这就是传说中的基因工程。正是因为有了这项技术，基因治疗才成为可能，人类也看到了未来通过改变基因而永久治愈疾病的可能。这也许就是医学的最高境界。

如何应对传染病

针对传染病最重要的不是治疗，而是防控。

传染病促成了公共卫生学和流行病学的诞生。发生于 1865—1875 年的霍乱第四次大流行迫使人们开始注意水源、食品、环境等的卫生状况，促成了公共卫生学的建立。人们还从公共卫生的角度重新考虑城市规划，用几何布局和拓宽街道来改造过于拥挤纷杂的旧城。

有些传染病，防疫部门必须及时掌握其发病情况并采取对策，发现后应按规定时间及时向有关部门报告。中国把传染病分为甲、乙、丙三类。甲类传染病也称为强制管理传染病，包括鼠疫和霍乱。防疫部门对此类传染病发生后报告疫情的时限，对患者、病原携带者的隔离、治疗方式，以及对疫点、疫区的处理等都有明确的规定。也就是说，人一旦发病，就会被强制隔离，这不仅是对患者负责，更是对社会负责。其余我们经常听说的疾病都属于乙类或丙类传染病。

提到传染病，还要普及三个重要的概念：消灭、消除和控制。人们在与传染病斗争的过程中，每天都想着如何能消灭传染病，但是目前我们熟知的传染病中只有一种被消灭了，那就是天花。天花虽然厉害，曾经让人闻风丧胆，但还是被我们消灭了。为什么呢？

因为天花同时遇到了两个致命的问题：天敌的出现和自身的漏洞。第一，天花的天敌——牛痘疫苗被发现；第二，天花自身的漏洞是只能感染人，不能感染动物，所以只要把所有患者治好或者隔离，天花就能被控制；第三，天花从发现到灭绝的过程中，没有出现明显的变异，因为稍有一些变异就会让此前的研究付诸东流。

虽然人类费尽心思，很多疾病还是不能被消灭，而只能被消除。消除是指在一个地区范围内，采取有效的预防策略与措施，使某种传染病消失。此地区的范围可大至一个国家、一个大洲，但并非全球。比如之前说的鼠疫，因为老鼠是重要的宿主，所以老鼠不灭绝，鼠疫也就无法被消灭。消除只要求从此不再出现新患者，不要求把外界环境中的病原体完全消灭掉。

剩下的传染病，人类即使做得再多也只能控制，因为这些疾病太无孔不入了。虽然有脊髓灰质炎疫苗来预防脊髓灰质炎、麻疹疫苗预防麻疹、卡介苗预防结核等，但这些疾病还是会变异，并且会时不时地来一次流行，让人们不敢忽视它们的存在。

传染病不仅仅是医学上的事儿，对人口、经济、社会都产生了巨大的影响。它是人类的公敌，也改写着人类的历史。下一次传染病来袭，我们还能全身而退吗？

从曾经席卷全球的天花、鼠疫和霍乱，到 2020 年春天的新冠肺炎，我们已经积累了许多防控传染病的方法和经验，如封城、隔离、消毒、全员戴口罩、减少聚集，甚至是延长假期。防控传染病从来都不仅仅是科学家和医生的事，没有人能置身事外，我们每个人都深处其中，都在书写着世界医学的历史。尽管传染病无法被彻底消灭，但是我们可以将它们的危害降到最低。

12 突发意外时，哪些急救技巧既简单又有效

1. 心脏按压、人工呼吸和电击除颤是抢救心跳呼吸骤停的最有效方法。
2. 掐人中不仅没有用，还会错过心脏按压的重要时间。
3. 烫伤抹牙膏、摔倒揉一揉、流鼻血仰头、骨折扳回来、癫痫发作时嘴巴塞筷子，都是错误的！
4. 制度保障可以让人们不用担心被讹诈，放心去急救！

Dr. X 说

武侠小说中的侠客们在行走江湖时碰到晕倒或重伤的人，往往以双手抵背，灌以真气，顿时热气升腾，伤者或立刻起死回生，或得以延续生命。这一招似乎高深莫测，可现在大家都知道，所谓的“真气”不是通过手掌传递的，而是需要口对口进行人工呼吸。急救医生不仅要像“及时雨”宋江一样及时赶到，还要对患者无限包容：遇到从泥塘里捞出来的溺水者，拨开淤泥就得实施人工呼吸；对酒气熏天的醉汉也要一视同仁，不顾恶臭，进行人工呼吸。

掐人中、心脏按压和电击除颤，哪个有用

说到急救方法，老一辈人常常最先想到掐人中。掐人中的效果是否明显尚不可知，但是对于真正心源性昏厥和心脏停搏的患者来说，一群围观群众争着去掐人中肯定会错过最佳的救护时间。

现代医学已经证实，真正有用的方法是心脏按压。简单来说，心脏按压不仅能刺激心脏再次跳动，还能代替心脏搏动的作用，保证大脑等重要器官不至于缺血坏死。如果没有及时按压，几分钟之后，即使患者心跳恢复了，大脑也会因为缺血而完全坏死，人也就成了我们所说的植物人。按压的时候还得进行人工呼吸，否则会没有氧气，不能保证大脑的供氧。

很多人对医疗剧中急救医生拿两个熨斗一样的东西在患者身上电击印象深刻。而电击除颤的确是终止心室颤动的最有效方法。患者晕倒并不一定是心跳停止，很多情况是心脏受到了打击而出现了活动紊乱。这种紊乱一般称为心室颤动，一旦出现，心脏就不能正常泵血，患者也会随之昏迷。你可以这样理解，心室颤动的时候相当于电脑死机了，电击除颤是用外部的电流强行终止心脏所有的电活动，等待心脏重新开始电活动，也就是重启一下电脑。但是人又不同于电脑，必须在一定时间内重启，时间长了人脑就会因为缺血而形成不可逆的损伤。

心脏按压、人工呼吸和电击除颤是抢救心跳呼吸骤停的最有效方法。

其实急救的概念范围很广，当有任何意外或急症发生时，施救者在医护人员到达之前，按照医学护理的原则，利用现场适用的物资临时、适当地为伤、病者进行初步救援及护理，然后从速送院，都算急救。不管是危及生命的问题，如咬伤、中毒、枪伤、车祸、突发疾病，还是小到流鼻血、崴脚，都在急救的范畴内。

知识小锦囊

战场上的急救

与外科学一样，急救医学的大规模发展也源于战争。战场上的验伤方法很有意思，军医们通常采用黑、红、黄、绿四色来评估伤员的情况。其中黑色代表死亡，红色代表重伤，黄色代表中度伤，而绿色代表轻伤。

现场的救治原则是重伤员第一优先，中度伤员第二优先，轻伤员稍后处理，死亡遗体最后处理。

学会急救，人人有责

虽然近年来急救教育不断普及，但“急救是医生的事情”这个观念依然没有发生本质上的改变。平时没有遇到突发状况时，人们总觉得急救知识离自己的生活很远，一旦遇到了状况，想要做些什么，却又手足无措。

想要进一步提高急救的效率，普及普通人的急救知识才是最有效的方式。因为专业的急救人员不可能随时随地出现，等他们到达时，很多患者都错过了最佳抢救时机。

其实急救并不需要太多的设备，用一支钢笔插入气管就可以拯救奄奄一息的气道梗阻患者。伤后 10 分钟是急救的黄金救援期，只有人人都学会了急救，成功率才会真正提高。

顺便普及一下，每个国家都有自己的急救电话号码。美国是 911，日本是 119，英国是 999，还有很多国家的急救、火灾和报警是一个号码。我国的全国统一急救号码是 120，北京红十字会于 2001 年 9 月 19 日启用 999 急救电话。不同于 120 的是，999 是民间急救组织电话。

急救医生的处境

当前，急救人员供不应求。很少有人愿意做急救医生，归根结底还是因为工作太累、收入少、职业发展差、每天在路上不分寒暑地跑，所以能转行的差不多都转行了。

北京协和医院虽然是中国医疗的殿堂级医院，但依然留不住急诊医生。有医生曾经说，近几年在北京协和医院培训的 120 急诊医生大约有几十人，最后没有一个人能坚持留下来。

120 急救中心的急救医生主要负责院前急救，医院的急诊科医生则负责院内急救。一般认为 120 急救中心最苦，急诊科次之。医院内的急诊科医生虽然不用东奔西跑，但也绝不轻松。凡是涉及着急上火的情况，都不是轻松的活，都得 24 小时随时待命。急救医生自己的休息时间都难以保证，更谈不上去照顾家庭。因此，很多急救医生都是“身在曹营心在汉”，恨不得立刻转行。

但是，请设想一下，在患者最危急的生死时刻，如果给予急救的医生心中带着怨气或者抱着当一天和尚撞一天钟的态度，你还能放心吗？

普通人的急救情况更严重一些，因为我们面对的是连老人都不敢扶的社会现状。有人认为，一旦被人讹上，只要你没办法证明自己是清白的就要赔钱。即使不被讹上，得到的回报最多也是一句感谢，或者一面锦旗而已。而讹钱的坏人即使被戳穿也毫无损失，只要一句道歉就能了事。这仿佛陷入了一个怪圈，人们不是不会救人，而是不敢救人。

急救技术说起来不难，但是背后折射出许多社会问题。怎样才能让急救医生获得尊严和尊重？怎样才能让患者放心地把生命交到钻研技术、认真负责的医生手上？而急救知识虽然容易普及，但是又怎样才能让每一个普通人在遇到突发状况时可以没有后顾之忧地第一时间去施以援手呢？

急救医学的误区

下面为大家总结了 5 个急救医学的误区，这些做法不仅无效，还可能有害。

▷ 误区 1：烧、烫伤之后抹牙膏、酱油等

老人常在烧、烫伤伤口上涂抹牙膏，可能他们认为牙膏是凉的，可以让伤口比较舒服。殊不知牙膏中的化学物质，包括氟化物，反而会造成伤口进一步侵蚀和疼痛。除了牙膏，酱油、凡士林、油性药膏等也是急诊室里经常碰见的涂抹物。其实在烧、烫伤伤口上涂抹这些莫名其妙、未经消毒杀菌的东西，只会徒增伤口感染的机会。涂抹油性的东西更是会把热隔绝在已受伤的皮肤里面，让热的伤害持续更久。烧、烫伤后的正确做法应该是：

1. 远离热源

快速远离热源，小心地脱掉烧、烫伤处的衣物，让伤口裸露。如果衣物粘在皮肤上不能脱下，可以用剪刀剪开，不要强行脱下，以免对伤口造成二次损伤。

2. 降温散热

刚被烧伤、烫伤的伤口处会有大量余热，所以需要做降温散热处理，否则深层皮肤也会被烫伤。常见的方法是马上用自来水冲。要注意，冲的时间要比你感受到凉意的时间长，以帮助深层降温。

3. 水疱处理

烧、烫伤引起的水疱是需要挑破的，否则容易化脓感染，对伤口恢复不利。小水疱用消毒针头低位挑破，把水放干；大水疱可用

消毒剪刀剪开一个口，把水放干。水疱挑破后疱皮不要剪掉，更不能用手撕掉。疱皮能够保护创面，防止伤口感染发炎。

▷ 误区 2：流鼻血时仰头、举胳膊等

流鼻血时仰头不仅对止血毫无帮助，还会使鼻血倒流回咽喉、食管、气管和胃，引起我们身体上的不适和恶心。如果你一直不停地俯身、仰头，更会加剧鼻腔出血。若出血量很大，仰头还易把血呛入气管及肺内，造成吸入性肺炎，甚至有引起窒息的危险。

那么，举胳膊有用吗？曾经有人误认为举起对侧胳膊就是让本侧大脑感知到有一个胳膊举起来了，从而使本侧鼻孔不再出血。其实这并不会刺激到对侧神经，也不会导致本侧鼻孔内的神经受到刺激，更不会对止血产生任何效果！况且，鼻腔的黏膜血管收缩受交感神经控制，而交感神经属于自主神经，也就是不受人的意识控制。什么意思？就是鼻腔的黏膜血管不是你想收缩就收缩的，也不是抬抬胳膊就能导致其收缩的。冰敷在理论上可以促进血管收缩，但是临床验证的效果并不明显，况且人在那种情况下也很难随时找到冰块来冰敷。

正确的做法应该是：一旦发生鼻出血，要及时进行局部压迫，让患者低头、张口呼吸、用拇指和食指捏住双侧鼻翼，向后上方压迫，一般在数分钟后多可止住出血。有一些鼻出血是由全身性疾病导致的，所以在进行局部压迫的同时，还要进行全身性治疗。

压迫应至少持续 5 分钟，然后检查出血是否停止。通常鼻血在 5 ～ 10 分钟后停止。如果压迫两次之后，出血仍止不住，应到医院进一步诊治。

▷ 误区 3：崴脚扳一扳，摔伤揉一揉

我们经常听到大人对摔倒的孩子说：“宝宝摔疼了吧？赶紧揉一揉，揉一揉就不疼了。”我就经历过在篮球场上崴了脚，好心的球友过来非要给我扳一下、揉一下。剧痛的我一时都说不出话，但还是坚持吐出几个字，拒绝了他的“好意”！

殊不知，小包会揉成大包，骨裂会扳成骨折。头皮的血肿揉一揉，不仅不能缓解疼痛，还会在刺激到伤处时加速血液循环，从而加重出血。这样一来，本来还是一个小血肿，硬是被揉成了大血肿，本来只是一个小问题，结果搞成了需要住院的大问题。摔到腿、扭伤、抽筋给扳成了骨裂，轻微的骨裂给扳成了错位，这样的情况屡见不鲜。全身任何部位受伤，揉都起不到任何作用。

正确的做法应该是：

（1）四肢受伤早期最重要的是固定和保护，冰敷可以减少肿胀。

（2）头部摔伤需要注意，除了头上的包不能揉之外，还要观察患者的精神状态和饮食情况。换句话说，如果患者精神正常、吃喝正常，那问题应该不大；如果患者精神不振、昏昏欲睡、胡言乱语、频繁呕吐，就需要及时送医了。

▷ 误区 4：癫痫发作时往嘴里塞筷子

在生活中，遇到癫痫（也叫羊角风）发作的患者，很多人第一反应就是拿东西塞到患者的嘴里。这种东西常常是勺子、筷子，甚至是身边可以拿到的一切东西。

前阵子我还看到过这样一条新闻，有位乘客在火车上癫痫发作，乘务员为了保证他不咬伤自己，就把手指伸到了他的嘴巴里，还长达数分钟。乘务员在接受采访时说，患者的嘴巴力量太大，把

手拿出来就怕撬不开嘴了，为了患者的安全，自己只能忍痛坚持。普通老百姓一定会对这样的行为感到非常感动，但专业医生只会笑笑而已，不予评论，因为这就是典型的急救知识欠缺。

有人会问，如果不塞东西，患者不会咬伤舌头吗？答案是不用担心。现实中确实有人因为癫痫发作而咬伤自己舌头和嘴唇的情况，但这都是皮外伤，不会致命。相比于在口腔内放入异物引起窒息，这点皮外伤根本不值一提。所以，两害相权取其轻。

临床上有很多这样由于塞东西而导致患者反受其害的病例。患者在处于抽搐状态时，不单单四肢的肌肉会抽搐，口腔的肌肉也是痉挛的，且上下颌牙齿紧咬。因此，此时往患者嘴里强行塞东西，很可能会出现以下几种情况：

（1）强行撬开患者的嘴巴，导致嘴唇撕裂。

（2）尖锐的勺子、筷子末端插入口腔深部侧壁组织，造成口腔内持续性出血。

（3）塞毛巾或者衣服，导致患者窒息。

除此之外，在患者四肢抽搐抖动时，多数人会习惯性地去按压，但这样有可能导致患者关节脱位、骨折或者施救者自己受伤。也不要喂水、药和食物，因为患者意识不清醒，所有进入口腔的东西都有导致窒息的风险。

正确的做法应该是：

（1）为防止患者受伤，可以扶住他缓慢躺下，并清除身旁的凳子及其他尖硬物品，防止患者肢体抽搐时被物品碰伤、划伤。

（2）缓慢翻转患者，使其呈侧卧位，以方便口腔分泌物流出，避免窒息。该体位还可以防止舌头后坠、堵住呼吸道。

（3）松解过紧的衣物，比如解开领带、领结，松开衣领等。

（4）保护头部，用毛巾或厚衣服稍稍垫高头部。

（5）陪伴等待，记录时间。

▷ 误区 5：晕倒掐人中

有人晕倒了怎么办？也许很多人下意识地就要去掐人中。掐人中一直以来都是民间的急救“神技”。关于这个问题，中医认为掐人中是一种强烈的疼痛刺激，会引起呼吸循环中枢的兴奋，对癔症性的意识障碍可以起到促醒的作用。但是，这种方式在临床上主要是针对晕厥的患者。它不仅对大多数患者无效，甚至还会使患者产生生命危险。

人在仰面倒地的时候，大多数气道是开放的。而掐人中则时常要把患者的头抱起来，抠住下巴的手往下用力按压，这反而可能使患者的气道产生闭合。气道呈 90°的夹角，若舌头把气道堵塞住，则会引起窒息。很多患者昏迷时，会同时伴有呕吐。如果按压不正确使气道闭合，则可能会使呕吐物周围的小空当也被堵住了，从而导致患者窒息缺氧死亡。

还有一些老人认为，掐人中需要用很大的力气才有效。而在施救时力度过大很容易造成牙齿松动或者戴假牙的老年人假牙脱落，并使其掉入气道中，导致患者窒息而死。

正确的做法应该是：遇到晕厥的人，首先要判断其是否有心跳、呼吸停止。如果患者生命体征消失，则需要立即实施心肺复苏。如果患者仅仅是晕厥，那施救者首先要做的事并不是把他叫醒，而是保证他的安全，这个安全包括环境安全和呼吸循环稳定，然后立刻拨打 120，将其送医处理。

13
献血时有什么注意事项

1. 我国采取无偿献血制度。
2. 拥有“熊猫血”的人加入献血互助群，可以保证自己和他人的用血。
3. 服用药物后3天内不宜献血；献血当天可以按照往常的习惯进食，但不宜吃肥肉、鱼等高脂肪或高蛋白的食物；献血前不宜饮酒；保持睡眠充足，不宜做剧烈运动。

Dr. X说

鲜红的血液，自古以来就是生命的象征。武侠小说中的武林高手把“真气”输入伤者体内，伤者苍白的皮肤慢慢恢复血色，头上渗出汗珠，脸上也逐渐显出神采，而高手本身却变得虚弱异常。中医所说的真气和内力至今还难以解释，但这种表现却恰恰与输血的效果高度一致。当然，为了武林高手的神秘感和高级感，总不能让影视剧里的古人拿着管子把一头插进自己的血管，另一头插进别人的血管吧。

救命的血液

在医院实习的第一个月，我就遇到了一场靠血液维持的生死急救。事情虽然已经过去了多年，但是当天的场景、患者的姓名、病房的位置、输血的情况，乃至当天的天气都无比真切地印在了我的脑海中。

患者是一个受了车祸伤的年轻人，肝、脾、膀胱破裂，多处骨折。作为实习生，我当时的职责就是去血库取血，再将血送到手术室。从下午 3 点到晚上 11 点，这段取血送血的路我跑了不下 10 趟，总共用了 4 000 毫升的血和 2 000 毫升的血浆。这相当于把这个年轻人体内的血换了将近 2 遍，再加上输液，至少把他的血换了 4 遍。

你可能想问人一共有多少血。医学研究已经解答了这个问题，成人的平均血量是 4 升左右，大概相当于全家装的可乐瓶 2 瓶，一斤装的白酒瓶 4 瓶，倒出来大概有一大盆，装到桶里有大半桶。

晚上 11 点之后我就再也没有送血过去，大抵这个年轻人的性命保住了。后来他进入 ICU 继续治疗，我就几乎忘了这件事。直到两周后我轮转到普通外科，在病房里偶然碰到了这名患者。虽然我没有参加手术，但他的名字却记得真切。那是一个 25 岁的年轻人，再碰面时他已经神采奕奕，面容与常人几乎无异。他在换药的时候，我看见了那条从胸口一直延伸到下腹的长长的手术瘢痕，顿时一种使命感油然而生。他的命是所有医生共同努力的结果，其中也有我的一份辛劳。更重要的是那 6 000 毫升的血液，为他赢得了时间，使他从鬼门关前逃了回来。

听到这里可能有人会问：为什么这位患者需要输这么多血？因为他的多个脏器破裂，需要多个学科通力合作，况且复杂的伤口并不是每个医生都能轻易处理的。一线医生发现自己处理不了，就得打电话叫二线医生，二线医生处理不了再叫三线医生。凑齐各个学科的专家团队需要较长时间，输血能够维持病人的生命体征。人到齐后，很多看似不可能完成的手术在高手和大师的眼中就是手到擒来的事了。还好有输血，可以帮助患者等到这一刻的到来。

输血不仅可以为患者赢得时间，还能赢得更多的空间。刚才说到，一个人的血量是 4 升，失血超过 30% 就会出现严重的反应。在外科学还没有高度发展的早期，长时间的复杂手术导致患者出血 1 ～ 2 升的情况较为常见。如果患者血流干了，就撑不到手术结束；但是如果能边出血边输血，情况就不一样了。

近年来出现的自体血回输技术大大地增加了患者自身血容量的库存。准备做手术的患者先把血抽出来，作为手术用血的储备；或者手术中出的血经过过滤后，再输回患者体内。这样做不仅不用担心血型、疾病传播等问题，还大大节约了血液资源。

输血技术的发展

输血如此有用，我们就来说说输血技术的发展。其实输血与医学上其他的伟大发现一样，也经历了不断失败和完善的过程。

1. 把动物的血输给人

输血技术的发展要归功于解剖学鼻祖——威廉·哈维（William Harvey）。他提出了血液循环学说，启发了其他科学家研究输血。最早的输血实验是 1665 年英国生理学家理查德·洛尔（Richard Lower）进行的两只狗之间的输血实验，并在剑桥大学做了演示。

1667 年，法国国王路易十四的私人医生让 - 巴蒂斯特·德尼斯（Jean-Baptiste Denys）最早把动物的血输给人类，居然有报道说这取得了起死回生的效果。在现在看来，这是多么危险的行为！果然，没过多久，这种做法就造成了患者死亡。后来又有报道说这个患者是被妻子用砷毒毒死的，于是这个事件成为医学史上的一个不解之谜。因为这件事情，人们开始重新审视输血的行为，甚至有人认为输入动物的血会把人变成禽兽，有悖伦理。经过多方考虑，法国官方还是颁布了限制输血令，输血的发展也在很长时间里停滞不前。

2. 挽救产妇大出血

19 世纪初，许多产妇死于产后大出血。产妇为了生下婴儿几乎耗尽了所有能量，这时候一旦出现大出血，往往是致命的。英国产科医生詹姆斯·布伦德尔（James Blundell）深感继续探索输血技术的重要性，于是顶着多方压力重启了输血实验。他发现，同种动物输血大多能够成功，异种动物输血大多会导致死亡，这也印证了此前患者的死亡应该是输血所致，能够保住性命的纯属侥幸。

1818 年 12 月，布伦德尔进行了第一例人体实验。这位患者已经无药可救、奄奄一息，似乎输血是最后的选择。他的实验是多人为这一个人输血，共输注血液 350 克左右。输完后，患者一度出现好转迹象，但不久后就陷入休克，最后死亡。现在我们知道，如果血液没有配型，越多的人给一个人输血，导致排异的可能性就越大，这次实验失败是理所当然的。但是，布伦德尔并没有放弃探索，因为有太多产后大出血的患者等待着他的救治。

1829 年，布伦德尔的首例输血成功报道发表在医学杂志《柳叶刀》上。受血者是一位产后大出血的产妇，供血者是布伦德尔的一位助手，大约输了 220 克血液。布伦德尔共做了 8 例此类输血实验，4 例成功、4 例失败，成功率达 50%。在当时人们还不知道血型的情况下，这么高的成功率其实有很大的运气成分。针对这些死亡的患者进行分析发现，4 例实验失败的主要原因是输血后红细胞在有的受血者体内迅速溶血，导致患者休克，甚至死亡。

3. ABO 血型和 Rh 血型

美籍奥地利裔科学家、内科医生卡尔·兰德施泰纳（Karl Landsteiner）于 1901 年第一次描述了血液之间的相容性和排斥性，并提出了 ABO 血型系统。他于 1930 年获得了诺贝尔生理学或医学奖。

兰德施泰纳做了大量的实验，将一个人的红细胞与另一个人的血浆混合，发现红细胞有时发生凝集，有时不发生凝集。这是为什么呢？

1900 年，时年 32 岁的兰德施泰纳提出了一个天才的设想，他认为，就像社会的职业分工不同、每个人的性格不同一样，人的血液也分类型。于是，血型学说诞生了，也就是我们现在都知道的 ABO 血型系统。

简单来说，人类的红细胞中主要含有两种不同的凝集原，分别称为 A 和 B。根据红细胞所含凝集原的不同，兰德施泰纳把人类的血液分为 4 种基本类型，即 O、A、B、AB 型。红细胞中含 A 凝集原的为 A 型，含 B 凝集原的为 B 型，含 A 和 B 两种凝集原的为 AB 型，两种凝集原都没有的为 O 型。血型相同的人之间输血，就不会发生溶血现象。没有凝集原的人供血，有凝集原的人受血，一般也不会发生溶血现象。

已经获得诺贝尔奖的兰德施泰纳并没有停止他的研究，1940 年，他又提出了一个在 ABO 血型系统之外的新的人类血型系统，即 Rh 系统。它不但与输血有关，还与新生儿的溶血症有关，尤其是白种人。在汉族人中，Rh 阴性血只占 1%，也就是我们常说的“熊猫血”。

之前我在临床上就遇到了一位这样的患者，他的大脑里有一个很大的动脉瘤破裂了。脑动脉瘤破裂就相当于颅内的定时炸弹爆炸了，极度危险。在血型检查结果出现之前，手术准备如常。后来结果显示患者是 Rh 阴性的“熊猫血”，家属心急如焚。但在医院专家团队的保驾护航下，我们紧急调来了“熊猫血”，手术顺利进行，患者后来也恢复良好。手术的成功不仅要归功于主刀医生的高超技术，还要归功于输血技术和 Rh 血型的发现，不然这位患者很可能就会因为失血或者溶血而死亡。

4.“血豆腐”和凝血功能

有了血型系统，输血的成功率就得到了保障。但是，其中有一个万万不能忽视的重要问题——抗凝。杀过鸡的人都知道，鸡血放出来没多久就会凝成胶冻状，“血豆腐”甚至成为我国的传统美食。人的血液也一样，受伤出血后，即使不管它，血也大都能自己止住。这毫无疑问是人体自我保护的一种方式，但是血凝住了还怎么输血呢？

最早的办法只有两个人面对面坐着，把血液从我的血管中输入你的血管中。即使这样做，血凝块还是会导致患者血管堵塞，甚至死亡。聪明的医生又开始进行其他尝试，经过一些失败后，他们终于发现枸橼酸钠可以作为合适的抗凝剂，并一直沿用至今。

随着血液学的发展，血液的成分被进一步明确。一份全血包括血浆、红细胞、白细胞和血小板。缺什么输什么，避免浪费，更避免给机体造成负担。

如今输血技术已经作为成熟的技术广泛应用了近百年，造福了一大批患者，外科手术的飞速进展也得益于输血技术。

关于输血的误区和秘密

虽然输血技术已经相对成熟，但广大民众对此似乎还存在一些误区。

在爱情题材的剧集中，男主角常常会慷慨地抢着给昏迷的女主角献血，成就一段浪漫的爱情故事；而在战争题材的剧集中，战士受伤失血过多时，他的战友们也都争着抢着说“抽我的血，抽我的血”。这些情况也只能发生在影视剧中。

真正的献血制度是怎样的呢？我国采取的是无偿献血制度。患者急救时输的血都是血站根据需要分派给各医院的，医院的血库会做一些统筹安排。比如，今天手术和急诊的患者特别多，分派的血就要省着用，可输可不输的就不输了，本来输 800 毫升的就只输 600 毫升。如果在这种情况下医院的存血依然不够，就会向血站调血，以满足医疗需要。如果出现大型事故或者特殊情况，导致血站的存血也告急，就会采取周边单位相互调度的方式，同时也会通过媒体向社会征集。因为抽出来的血需要经过检验、筛选和运输等环节，所以血库的存量必须具备一定的预见性，现抽现用肯定无法满足需求。

除了献爱心，很多人献血是看上了以后自己用血的红利。根据《中华人民共和国献血法》第六条规定，无偿献血证是颁发给无偿献血者的一种证书。符合要求的健康公民一次性献血量符合最低标准 200 毫升，就可以获得国家颁发的无偿献血证。这个无偿献血证不仅是奉献爱心的证明，也是为自己及家人的健康所做的储蓄。

大型灾难过后，市民在街上的献血车前排队献血的画面令人动容。即便如此，我国的献血率并不高，血液长期供不应求。

现代技术让输血这个神奇又伟大的发现不断造福人类。血液就像甘露，不仅在献血者体内生生不息，还可以拿来为他人延续生命。

知识小锦囊

什么人暂时不能献血

1. 口腔护理（包括洗牙等）后未满三天者；拔牙或其他小手术后未满半个月者；阑尾切除术、疝修补术及扁桃体手术痊愈后未满三个月者；较大手术痊愈后未满半年者。

2. 妇女月经期及前后三天者，妊娠期及流产后未满六个月者，分娩及哺乳期未满一年者。

3. 上呼吸道感染病愈未满一周者，肺炎病愈未满三个月者。

4. 急性胃肠炎病愈未满一周者。

5. 伤口愈合或感染痊愈未满一周者，皮肤局限性炎症愈合后未满一周者，皮肤广泛性炎症愈合后未满两周者。

6. 一年内输注全血及血液成分者。①

① 以上内容摘自国家标准《献血者健康检查要求》（GB 18467-2011），读者可以查阅该文件了解更多关于献血的知识。

14
当医生说法不同时，你该听谁的

1. 身边人的个人经验局限性太大，没有可信度。
2. 如果有一个方法什么病都能治、不可证伪，那它就是空谈！
3. 医学上没有绝对的正确，只有证据的多寡。

Dr. X 说

家门口的老李说他每天吃 3 颗红枣，现在已经 90 岁了，你要不要吃？街坊王大婶说她每天吃一碗蜂王浆加燕窝，一辈子没有生过病，你要不要吃？我们去医院看病及在网上看科普，也可能碰到不同的医生有不同的说法。今天这个医生说这样好，明天那个医生说那样好，我们到底该听谁的？

听行政职务高的吗？院长就比主任说得准，主任就比普通医生说得对吗？听年龄大的吗？虽然说“家有一老如有一宝”，但老专家就一定正确吗？还是听名气大的？每天去各个地方演讲的医生就一定有真才实学吗？

断案需要证据，医学也是如此。现代医学之所以先进，就在于它有一套严谨的诊断标准。大家都不能随便乱说，任何决策都需要找到证据。

最基本的证据当然是教科书，但教科书更新得比较慢。更细致、更快速一些的证据是临床指南或者专家共识。某种治疗方法想要写入临床指南，需要有很强的证据支持！

什么样的证据最可信

动物实验、医生自己的临床经验、临床报道、病例对照研究、队列研究、随机对照研究、系统性综述，这些都是证据。不同级别的证据，可信度不一样。临床指南给出推荐意见的依据就是这些证据，证据级别不同，给出的推荐级别也不一样。

证据级别高的，叫作“多中心随机对照研究”。随机分配两组患者，一组用新药，一组用老药（即随机对照研究）；谁用什么药是保密的，医生和患者都不知道（即双盲）。治疗了一段时间后，医生根据患者的恢复情况给出评价。最后再揭开谜底，到底哪些患者用了哪些药。假如用药的患者生存期比另一方更长，就说明药物有效，并且在全世界很多所医院（即多中心）都得出了同样的研究结果。这样的研究结果叫作“A 类证据”，是最可信的。

如果试验没有做到多中心、双盲、随机对照，那么可信度就要打一点折扣。不过很多时候是无法做到的。吃药可以双盲，开刀就不能双盲了。医生不可能不知道开的是什么刀，更不可能在没有手术的患者身上假装划一道口子（但在动物身上可以这么做）。而有些病例对照研究是回顾之前的治疗结果，发现 A 方法比 B 方法好。因为这都是已经完成的治疗，所以无法做到随机分组。

当然，在动物和细胞身上做的研究是证据等级中最低的。“某某研究饿死癌细胞”“某某团队根治糖尿病”，千万不要把这些在动物和细胞上做出来的试验结果当真了，新闻媒体只是用这些来博眼球而已。那它们距离真的有效有多大距离呢？其实差得“不远”，也就十万八千里。

还有一种比这种证据等级更低的，叫作“经验”或者“推测”。比如，有的医生说喝醋能治百病，隔壁老头说每天吃红枣就能延年益寿，张大姐、李大妈每个人都有一套养生的哲学。这些就属于个人经验和主观臆断，最大的特点就是不能重复。

如果有人把治病的方法发表在学术杂志上，并且得到了广泛的认同，别人用这种方法也同样有效，那它就具备了一定的可信度。否则，这种主观臆断的个人经验的可信度是最低的。

知识小锦囊

保健品的效果能相信吗

保健品就是理论上有效但实际上并不能证明有效的一类产品。

如果号称能降血脂的保健品真的能降血脂，那它就已经不是保健品了，而是降脂药；如果号称能帮助睡眠的保健品真的能助眠，那它也不是保健品了，而是安眠药。

之所以它们只是保健品而不是药物，就是因为人们经过试验发现，它们没有可靠的效果。如果所谓的效果完全靠的是古方、经验，那它其实只是商业宣传而已。但是，许多保健品居然因为这个卖得比能真正解决问题的药贵得多。

不可证伪，就是胡说！

首先必须明确一点，我们现在坚持的所有健康观念都有可能是错的。只是现有的证据表明，这些方式相对于其他方式来说比较靠谱。

举个最简单的例子，早年间西方医学曾经认为肚子疼是因为肾脏下垂了。于是“肾固定术”被发明了出来，也就是把肾脏捆得高一点。当时这种方法非常风靡，但现在看来纯属无稽之谈。

曾经人们认为，孩子发热焐一下就好了，甚至要去汗蒸。在付出过许多惨痛的代价之后，人们才知道这种做法的荒谬。现在还有许多类似的说法，比如输液通血管、以形补形、脚上什么位置按着疼就说明什么脏器不好，等等。甚至有的健康观念是不允许说不的，无论它们怎么没效果，拥趸们都能找到看似合理的解释，最后实在解释不了就来一句：你心不诚所以没有效果。

看了这一部分内容后，希望你能对此有一些自己的认知，在邻居跟你介绍“土办法”、看到广告传单和电视广告写得天花乱坠的时候能有自我甄别能力。这个能力我简单总结一下就是：既然这个药这么好，为什么正规药店买不到？既然这个方法这么好，为什么大医院的医生都不建议用？

Part 3

不得不手术时：我们该如何面对恐惧

手术，对于很多人来说，既充满神秘感，又弥漫着恐惧感。手术需要各种科研技术的保障，才能成为患者的救命之道。

Part3

测一测

关于手术同意书，下列哪个选项是错误的？

A 签手术同意书就是在走法律流程，患者签字后不能反悔。

B 手术同意书上会列举几乎所有可能出现的情况，如出血、感染、昏迷，甚至死亡。

C 在患者签了手术同意书的情况下，如果医生操作不当或者违背了患者的意志进行操作，从而导致患者出现了并发症，医生就需要承担相关责任。

D 医生和患者之间的沟通远比签字重要。

扫码下载“湛庐阅读”App，
搜索“学会看病”，
获取问题答案。

15
我们如何剖析自己的身体

1. 人体的每个结构各有什么作用，人类到现在都还没有完全搞清楚。
2. 解剖学大师，最早居然要去“偷尸体”。
3. 血液循环、神经传导、肌肉骨骼，人类想要了解这些并不容易。外面有个大宇宙，人体是个小宇宙。

Dr. X 说

有人可能会说，现代科学技术如此发达，我们远可以登上月球，近可以把原子劈成两半，甚至用一张无所不在的万维网就能把世界紧密地联系起来。但很遗憾，我们对自身的认识却非常有限。有限到我们花了无数的财富和资源来研究人体，却只能认识到一点皮毛。时至今日，还有许多科学研究在不断发现着人体新的解剖结构。

2017 年，爱尔兰利默里克大学的研究者宣布，他们在人体中又发现了一个新的器官，这也是人类发现的人体第 79 个器官了。这个器官是肠系膜，也就是肠道表面的一层膜，当然它有自己的特定功能。

2018年，纽约大学又发现了结缔组织的间质交换网络，有人认为这一发现有可能成为人体的第80个器官。甚至有人说，这为解释中医的经络学说找到了新的理论基础。

医学之所以神奇，就在于它为人类自身发展过程中遇到的很多问题找到了解决之道。医学想要走上神坛，只有一个对手，就是它自己。而医学想要发展，只有一个办法，就是毫无保留地剖开人类自己的躯体。

在影像技术尚不存在的几千年以前，包裹在皮囊下面的人体是一座神秘的殿堂。人们能感受到热血的喷薄、心脏的跳动、气息在胸腔内流动、食物在腹中发酵，但也仅此而已，我们并没有对其产生直观的认识。直到有一天，人类剖开了自己的身体，解剖学才让人类真正地认识了自己。只有认识自己，才能谈得上治疗自己。

不让解剖人体，只能靠蒙

早在公元前500—公元前300年，人类就开始对解剖产生兴趣。尝试解剖一定是从动物开始的，但是动物和人毕竟有着很大的区别。在当时的条件下，动物的解剖也只能看个大概情况。

第一个系统阐述解剖学的人，毫无疑问是盖伦。这是一位在医学史上举足轻重的人物。他是古罗马时期最有影响力的医学大师，撰写了超过500部医书，后来又被教廷和狂热信徒们塑造成无所不知的巨人。

根据对动物的解剖，西方最早的、较完整的解剖学论著当属盖伦撰写的《论医学经验》。其实这本书的错误很多，对血液运行、神经分布、脑和内脏的描述非常粗糙，也存在很多在当时并不能验证的猜测。但这本书在16世纪以前都被奉为经典，一是因为盖伦在那个时候是著名的医学大师；二是因为当时尚处于宗教统治的黑暗时代，禁止解剖人体，解剖学和医学等其他科学一样都受到了限制，人们没有办法去伪存真。

盖伦做出了在那个时代已经比较合理的推测。况且在当时宗教思想统治的年代，要推翻过去的固有观点就像是离经叛道，无论是宗教观点，还是早期的医学观点。

付出生命代价来去伪存真

在盖伦的人体解剖学说出现后的很长一段时间内，都没有人敢公开地对其提出质疑。比如，盖伦说人的股骨（大腿骨）是弯曲的，这来自对狗股骨的观察，后来人们发现人的股骨是直的，而且显而易见。为了不去挑战盖伦的思想，人们做出了这样的辩解：在盖伦时代，人的股骨是弯的；现在因为穿裤子，人的股骨变直了。盖伦说人的胸骨有 7 块，但是后来人们发现并没有那么多。于是，大家只好解释说以前是英雄辈出的时代，当时人的胸膛能容纳比现在人更多的骨头，现在的人没有那么多英雄气概，胸骨也跟着减少了。通过这两个故事，我们可以想见当时的解剖学发展是多么地困难。

真正挑战盖伦的人出现在文艺复兴时期，这时距离盖伦提出人体解剖学说已经过去了 1 000 多年。这个人叫安德烈亚斯・维萨里（Andreas Vesalius），也是现代人体解剖学之父。与其说维萨里成就了解剖学，不如说时代成就了维萨里。因为在此前的其他时代，如果一个人敢公开推翻先贤的定论，不仅他的书籍无法出版，他本人也会被立即绞死。维萨里出版了《人体的构造》（*De Humani Corporis Fabrica*），正式地否定了盖伦的错误。这本书分为 7 卷：骨和关节、肌学、血管系统、神经系统、腹腔脏器、心和肺、脑，这些内容的叙述在当时已经非常系统和详尽。

维萨里挑战盖伦的底气，不仅来源于文艺复兴的时代特征，更来源于他自己的亲身体验。他大胆地判断盖伦仅仅解剖过猫、狗、猪等动物，而自己才是真刀真枪地解剖过人体的人。其实维萨里也是个痴迷于学术的疯子，尸体紧缺时，他就去墓地偷尸体。当时尸体非常稀少，女性尸体尤为罕见，但是他解剖过 6 具女性尸体，还描述了女性生殖器的解剖。正因为如此，在那个时代他被冠以“盗尸者”的不雅称呼。

在当时的情况下，要推翻既有的观点，需要有足够的证据。只有这样不疯魔不成活的人，才能成为一代大师。但是，维萨里最终依然免不了被教廷判罪流放，客死他乡。

维萨里的学生、西班牙学者迈克尔·塞尔维特（Michael Servetus）将老师的研究继续了下去。他发现了人体血液的肺循环原理，认为血液由心脏流出，通过肺部被改造成红色后，又返回了心脏。而此前盖伦的血液循环理论是，人体的血液由肝脏制造，从心脏流出，靠“灵气”推动流向全身后就无影无踪了。很遗憾，塞尔维特的结论也让教廷恼羞成怒。宗教裁判所对他进行缉捕并判处火刑，他拒绝放弃自己的观点，把自己和解剖学理论一同投入火海。

血液是怎么循环的

1628 年，欧洲科学革命的风暴已经刮起。《心血运动论》（*Anatomical Account of the Circulation of the Heart and Blood*）的发表彻底地去伪存真，并且把解剖学推上了一个新的高度。这本书的作者就是威廉·哈维。

为了搞清楚血液循环的规律，哈维在当时最著名的意大利帕多瓦医学院解剖了至少 80 种动物，之后又解剖了 40 余种动物加以确认。他发现如此多种动物的血液循环都是同一个模式，因此对自己的观察坚信不疑。

哈维用兔子和蛇反复做实验，把它们解剖开之后，找出还在跳动的动脉血管，用镊子把它们夹住，观察血管的变化。他发现血管通往心脏的一端很快膨胀了起来，而另一端马上瘪了下去，这说明血液是从心脏里向外流出来的。他又用同样的方法，找出了大的静脉血管，用镊子夹住，其结果正好与动脉血管相反。靠近心脏的那一端血管瘪了下去，而远离心脏的另一端鼓胀了起来，这说明静脉血管中的血液是流向心脏的。

哈维的血液循环理论提出心脏、血管是一套封闭的管道系统，这与现代的观点相近。血液循环理论为生理学发展成一门独立的学科开辟了道路。生理学就是研究生命体正常功能活动的学科，血液循环、食物代谢、神经传导都属于生理学的范畴，而威廉·哈维也理所当然地成了“生理学之父”。

神经传导和高尔基

还有比血液循环更难解释的生理功能吗？当然有，那就是神经传导！血液循环虽然不能通过尸体解剖进行直观的阐述，但至少它是看得见摸得着的。而神经传导是真的看不到摸不着，就算找到一根根的神经，人们也不知道它们是如何发挥作用的。解剖学又遇到了新瓶颈。

显微镜的发明把人体解剖带到了一个微观的世界，于是对于组织的精确观察慢慢地从人体解剖学中分出来，发展成了组织学。此后，随着显微镜放大倍数的不断加大，一个个细胞也能清晰地呈现在人类眼前。人们慢慢认识到细胞是构成人体的最小结构，于是细胞学就产生了。

意大利人卡米洛·高尔基（Camillo Golgi）发明了神经染色技术，开始对神经组织构造进行研究，慢慢地开创了神经解剖学。神经解剖学是解剖学中最为深入和精细的学科，也是解剖学的重要分支。这个“高尔基”可不是俄国的作家，而是一位影响力极大的神经学家、组织学家，细胞里的重要分泌结构——高尔基体，便是以他的名字命名的。

解剖学日新月异的发展把医学不断推向更高的平台。恩格斯在谈到解剖学的时候也说：“没有解剖学就没有医学。”

华佗也是解剖大师

其实，我国在解剖学的发展历史中也占有一席之地。我国第一部医学经典著作《黄帝内经》就已经有关于人体解剖学知识的广泛记载了，而且对胃、心、肺、脾、肾等内脏的名称、大小和位置等也有记载，很多名称仍为现代解剖学所沿用。这可能是世界上最早的人体解剖学。诊脉是我国对人体解剖学的独特贡献，通过脉象反映心血管系统的状态是许多医学前人留下的宝贵财富。

华佗敢给曹操做开颅手术，一看就是解剖学大师。没有足够的解剖学知识，怎么敢在那个时代做颅脑手术？我们先来说一说曹操的病情，根据现在医学的观点，很多医生给曹操做出了诊断——慢性硬膜下血肿。由于常年征战，曹操免不了磕磕碰碰，被马超追得割须弃袍，一定受过轻度的颅脑创伤，再加上年事已高，脑组织不免有些萎缩。小的硬膜下出血越积越多，导致曹操的头痛越来越严重，现在猜测他可能还有一侧肢体无力的症状。华佗想做的开颅手术大抵只是现代神经外科的常规手术——钻孔引流术，只要引出积血，自然可以治好头痛。但是，开颅手术在当时的历史背景下确实超出了常人的认知。华佗在那个时代能够做出现在需要影像学技术支持的诊断，并且还发明出合适的治疗方式，医术的确高超。

虽然我国的解剖学研究在古代已取得很大成就，但是由于封建社会制度和儒家思想的束缚，它未能得到较大的发展。虽然汉代的华佗、唐代的孙思邈、宋代的宋慈和清代的王清任等人都曾对医学做出了巨大贡献，也在解剖学上取得了一定的成就，但我国的现代解剖学是在 19 世纪从欧洲引入现代医学以后才开始发展起来的。

进入 20 世纪以后，科技的发展把解剖学带入了一个新的阶段。各种影像学仪器的发展可以让我们在无创条件下看见动态的人体，甚至还可以通过造影和示踪的方式来了解每一个管腔结构的运作。大到人体结构，小到基因片段，人们都能够直观地看到。但是解剖学的发展就此完结了吗？并没有，还有许多研究人员在乐此不疲地探究人体的奥秘。

解剖学和外科学紧密结合，要求外科医生掌握显微解剖学技术，在治疗疾病的基础上给患者带来最小的伤害。一个新的角度和理念，甚至可以改变许多患者的命运。解剖学在深入发展的同时也变得更加立体，不仅衍生出许多学科，有些学科的发展甚至超越了解剖学的范畴。尤其是近数十年来，物理学、生物化学等新理论、新技术的发展，多学科综合研究的进行，以及生物力学等边缘学科的建立与发展，让解剖学变得不是只看形态这么简单了。

没有解剖学就没有医学，解剖学的发展是医学发展的缩影。总结来说，关于解剖学主要有以下三个要点：

第一，没有大胆的解剖，就没有惊人的发现。人类通过前赴后继地不断揭开皮囊里的奥秘，才使看得见的、看不见的东西都一一呈现在我们眼前。

第二，解剖学的发展障碍重重，去伪存真虽然不易但意义重大。现在的普遍真理很可能在未来也被无情地推翻，而科学最怕故步自封、墨守成规。

第三，在探究宇宙之前，我们还可以弄清自己。每个人都像一个小宇宙，那精妙的运转如此神奇，稍稍了解便被深深吸引。

16
手术麻醉前应该注意什么

1. 麻醉药是药还是毒品，就看人类怎么去用。
2. 没有麻醉就没有现代外科学。
3. 静脉麻醉、吸入麻醉、局部用药配合，再加上密切的监控，让麻醉过程变得平稳安全。

Dr. X 说

说到麻醉，很多人都会想到武侠江湖中的蒙汗药。韦小宝靠着这招叱咤风云：在食物里下药、隔着窗户吹药，甚至用蘸有药水的飞镖扔中对手，都能把对手麻醉。蒙汗药似乎为英雄所不齿，却又不得不防。古往今来，麻醉一直披着一层神秘的面纱，小时候，我听到麻醉医生的名字，心中就充满了敬畏之心，生怕跟他说着话自己就会丧失意识。

简单地说，麻醉就是让人不疼。酒是最容易获取的麻醉剂，并且对自己和敌人都有用。为什么英雄大战之前都要喝一口酒？除了摔杯子的时候很有气势之外，烈酒的神经麻痹作用也不得不提。喝了酒，人打起架来对疼痛的耐受力就增强了，自然战斗力也飙升。关羽似乎更厉害一些，先去把华雄斩了，回来再喝酒放松放松；不过到了自己被刮骨疗毒的时候，他也不得不大口喝酒来麻醉自己。

麻醉是一门古老的学科，从古时候的用草药止痛到现代的全面麻醉，经历了数千年的历史，其效用和安全性也天差地别。

麻沸散、大麻和可卡因

人类最早使用麻醉是为了减轻疾病带来的痛苦。最早的麻醉药是什么？华佗的麻沸散可能是大家所熟知的中国最古老的一种麻醉药物。这比西方医学家报道使用麻醉剂进行手术要早 1 600 年左右。虽然麻沸散的成分无法考证，但有一种说法是它的主要成分可能是曼陀罗花。曼陀罗花在南方比较常见，花是倒着长的，令人过目不忘。有了麻沸散，华佗当时在脑外科、普通外科及麻醉学方面的造诣已达到世界先进水平，此后很多年都未曾再有此类的记载，难怪当时连曹操这样见多识广的人都不敢相信。

《后汉书·列传·方术列传》里对华佗治病是这样描述的："若疾发结于内，针药所不能及者，乃令先以酒服麻沸散，既醉无所觉，因刳破腹背，抽割积聚。若在肠胃，则断截湔洗，除去疾秽，既而缝合，傅以神膏，四五日创愈，一月之间皆平复。"普通外科医生都可以猜出来，这是胃肠吻合手术。

而关于麻沸散的配方，还有一种说法是鸦片。鸦片是一种初级毒品，因产地不同，或呈黑色，或呈褐色。其气味强烈，有氨味或陈旧尿味。鸦片的母体罂粟原产于南欧及小亚细亚，希腊人称其音为"阿扁"。公元 6 世纪初，阿拉伯人把罂粟传到了波斯，波斯人变"扁"音为"片"音，称其为"阿片"。公元 7 ～ 8 世纪的时候，罂粟作为药材从印度等地传入中国，中国人把"阿"音又发成了"鸦"音。现在许多麻醉药也来自鸦片——罂粟碱、吗啡、可待因等。

还有一种常见的麻醉剂是大麻。大麻的主要有效化学成分是四氢大麻酚，在吸食或口服后有精神和生理的活性作用。几千年前，传统的草药医师用大麻治疗各种疾病，从耳痛到关节炎，再到惊厥。直到现在，大麻仍在许多疾病治疗上有一定的效果，比如缓解多发性硬化症患者痉挛、强直和疼痛的症状。

提到麻醉药物，可卡因不能不提。19 世纪五六十年代，奥地利化学家阿尔伯特·尼曼（Albert Niemann）制造出了高纯度的可卡因，也就是我们常说的古柯碱，现在这是一种被政府明令禁止的毒品。

可卡因的历史要从 16 世纪说起，当时的西班牙探险家注意到南美洲土著人通过咀嚼古柯植物的叶子来提神。后来可卡因被合成之后，被用作局部麻醉药或者血管收缩剂。它的麻醉效果好，穿透力强，很快让局部麻醉成为可能。但是，众所周知，可卡因也是极强的中枢兴奋剂，患者用了之后不仅不疼了，而且会飘飘欲仙，这也导致了成瘾和药物滥用。从 1985 年起，可卡因就成了世界性的主要毒品之一。虽然不再用于麻醉，但是可卡因对麻醉学的贡献不容抹杀。麻醉医生们用可卡因做了第一例神经阻滞实验、第一例蛛网膜下腔阻滞实验，以及第一例硬膜外阻滞实验，也就是现在老百姓所熟悉的腰麻或者半麻。

麻醉和毒品从来就不可分割，适量便可以用于医疗，过量就会成瘾。

乙醚、笑气和氯仿

人类依靠服用植物不断摸索着麻醉药。但是口服的麻醉药物有很大的安全隐患，比如麻沸散喝多了患者醒不过来，喝少了患者手术中会疼痛。直到气体麻醉出现，这一情况才有了一点改观。18 世纪，乙醚被合成，人吸入之后会情绪快乐，“乙醚狂欢”是当时最为风靡的派对，然而后来吸入过多乙醚导致人意识丧失的报道开始逐渐出现。美国外科医生克劳福德·威廉森·朗（Crawford Williamson Long）就常常出没在这样的狂欢派对中，他观察到吸入乙醚的人在不慎碰到硬物时丝毫没有疼痛的感觉，甚至受伤了都察觉不到。后来，一个偶然的机会，人们开始使用乙醚麻醉做一些小手术。

随后氧化亚氮被发现，这种气体带来的快乐感更强烈，所以被直接命名为“笑气”。同样，笑气也具有让人丧失意识的作用。1844 年，美国牙医霍勒斯·韦尔斯（Horace Wells）观察到人在吸入笑气之后也有疼痛感降低的情况。于是，他居然拿自己做实验，在吸入笑气之后让同事给自己做了一次拔牙手术。由于笑气的麻醉效果出奇地好，一时间韦尔斯的患者络绎不绝，门庭若市。同一时期，氯仿也被发明出来，英国妇产科医生詹姆斯·扬·辛普森（James Young Simpson）第一次将氯仿成功应用于分娩镇痛。

三大麻醉药物的诞生宣布了现代麻醉学的开始。麻醉药经过呼吸道吸入，产生中枢神经系统抑制，使患者暂时丧失意识。吸入的麻醉药在体内代谢、分解后，大部分以原形从肺部排出体外，因此更容易控制，比较安全。

即使如此，气体麻醉最初的安全性远没有想象中高，多少药量能充分发挥麻醉作用，多少药量会致死，这些数据都仅仅处于摸索阶段。而且由于当时条件简陋，麻醉深度难以监控，很多患者甚至在麻醉中就丢了性命。只有具备很大勇气的人才可以在较浅的麻醉深度下完成手术治疗，并且保证苏醒。

局部麻醉和全身麻醉

此后，人们开始考虑是否能做到不全身麻醉，只要局部不疼就可以了。其实古代的中医通过给患者涂抹一些草药就可以让局部疼痛感减轻，中医典籍里也有把花椒放入口腔治疗牙痛的记载。但是真要切开皮肤肌肉，简单涂抹那么一点药物就完全没用了。

1853 年，注射器被发明出来，才让局部麻醉的应用成为可能。最早的局部麻醉药就是前文提到的可卡因。虽然后来可卡因被列为毒品而被禁，但是大家当时已经看到了局部麻醉的发展前景。1905 年，普鲁卡因被合成；1943 年，利多卡因问世，也就是现在临床上应用最多的局部麻醉药。

局部麻醉药变得越来越好用，越来越多的手术可以在局部麻醉下进行。后来随着外科学的发展，许多颅脑、心脏大手术的可能性被提出，小儿的手术也广泛开展。因为大手术需要更深入的麻醉，而儿童则不容易配合手术，所以全身麻醉的作用再次被提及。1862 年，氯仿麻醉机问世，它可以精确地控制麻醉药的用量。此后各种现代仪器的诞生，如心电监护仪、呼吸机、有创血流动力学监护仪、麻醉深度监护仪、体外循环机等，进一步保障了患者的安全。患者的一切数据都可以通过监护仪实时传输。气管插管成功后，麻醉医生根据监护仪实时观察患者的生命体征和麻醉深度，按需精确调整满足手术需求的麻醉深度，维持患者的基本生命体征，保障患者术中安全，术毕及时让患者从麻醉中平稳安全地苏醒。

后来，人们又发明了硬脊膜外腔麻醉和蛛网膜下腔麻醉，使麻醉药仅仅作用于相应的脊髓平面以下。做过剖宫产的妈妈都深有体会，生孩子的时候肚子和双腿就像橡皮一样，摸上去一点感觉都没有，但是胸部以上的双手却运动自如，可以让你亲手抱起宝贝，享受第一次的亲密接触。还有一种麻醉叫神经阻滞麻醉，它可以仅仅麻醉相应神经干支配的区域，比如可以单纯麻醉手和脚，让外科手术既不疼又安全。

这些新兴的麻醉方法和新型的麻醉药物协同使用，进一步提高了外科手术的安全性。

术中知晓

好莱坞电影《夺命手术》（*Awake*）探讨了一个很有意思的医学问题——术中知晓（Anesthetic Awareness）。电影主人公克莱是一个叱咤风云的富二代，他不顾母亲的反对和私人女助理结了婚。后来，他由于先天性心脏病的恶化需要做心脏移植手术，便选择了自己的好朋友杰克作为主刀医生。手术开始后，克莱被麻醉了，虽然他不疼也不能动，但是意识非常清晰，于是他听到了杰克医生和自己老婆布下的惊天阴谋，这就是传说中的“术中知晓”。

目前医疗中使用的全身麻醉基本上是复合式麻醉，即同时使用多种不同作用的药物。镇静遗忘、镇痛、肌肉松弛是这些药物的三个主要功能。如果患者出现了术中知晓，就意味着镇静遗忘作用不足，而肌肉松弛、镇痛作用还存在。在这样的状况下，患者存在意识，可听见周边环境的声音。由于被应用了镇痛剂和肌肉松弛剂，他们可能感觉不到疼痛，身体无法动弹，也无法呐喊求救，只能在恐惧中煎熬。全球每年有超过 2 000 万人接受全身麻醉手术，大多数患者对麻醉效果比较满意，也不会记得手术的过程。但是其中有几万人就没有这么幸运了，他们无法睡着，而是陷入了所谓的术中知晓状态。虽然大多数人都会选择隐藏那段恐怖的记忆，但他们在手术那一刹那确实是有意识的。

虽然最近麻醉学界高度重视术中知晓，并采用了许多办法来监测，以减少其发生率，但恰恰因为患者不能有任何表现，医师难以感知，所以术中知晓并没有完全消除。在看完以上内容后，如果你或者你的家人遇到了这种情况，请多一分理解，并且术后可以告诉麻醉医师，以共同处理可能出现的心理障碍。

知识小锦囊

外科学与麻醉学的关系

没有麻醉技术的时候，外科手术是如何进行的？医生只能靠灌酒、电击，甚至很多人把患者按住，强行手术。中世纪的时候，甚至还流行一种用湿毛巾捂住患者口鼻的麻醉方式。这哪里是麻醉，明明是让患者缺氧晕过去！要知道只要晕 5 分钟，就会出现不可逆的脑损伤。这“救人”的场面，无论怎么看都像是在施以酷刑。纵然以前的外科医生有许多想法，但完全无法实施，外科学的发展就被迫停止了。但是后来，麻醉学的发展给外科学提供了条件。

即使到了现在，麻醉学高度发展，麻醉医师依然不可或缺。在我看来，好的麻醉医师就像是为外科手术和患者的生命上的保险。在手术室中，麻醉医师大部分时间似乎都在无所事事地靠在椅子上盯着监护仪，但一旦有突发状况发生，他们就能迅速反应，化险为夷。

太疼了，麻醉一下

麻醉从一开始就是为了止疼而生，近年来“疼痛医学”的概念被提出并高度发展。它不仅仅是麻醉科的延伸，也是一门与神经内科学、麻醉学、放射介入治疗学、骨科学融合而成的新兴边缘学科。疼痛医学与相邻的学科在治疗疼痛时既相互配合，又有明确的区别分工。

医生不了解疼痛医学的现象也不少见，不少人还停留在“疼痛只是一种症状”的旧观念上。现代医学的理论是，不管是治个感冒、割个阑尾，还是肿瘤晚期的治疗，都要免除患者的疼痛。医学的发展以人为本，近代医学更强调舒适化医疗。有时候虽然医生不能治愈所有的疾病，但可以尽可能地缓解患者的不适。术后的镇痛泵已经普及，这是一个很好的开始。患者可以自主调节药物的用量，达到自我感觉无痛的程度。

说了这么多，目的是揭开麻醉学的神秘面纱，让大家一窥究竟。让你放松、让你兴奋、让你不知疼痛、让你呼呼大睡，麻醉医生只是微微一笑，深藏功与名。

知识小锦囊

全身麻醉前的注意事项

1. 训练在床上大小便及深呼吸。有些手术结束后患者需要在床上解决大小便的问题，而有效的深呼吸及适当的咳嗽可以减少术后并发症的发生。

2. 手术前一天晚上应保证睡眠。如果患者无法安睡，可以在医生的同意下服用安定类药物。

3. 进手术室前要去掉“身外之物”。戴有活动假牙、齿托等的患者，要取下假牙和齿托等，以防麻醉插管时其脱落，误入食管或呼吸道。

4. 麻醉醒来之后，你会听到医生叫你的名字，身体却动弹不得。你嘴巴里会有一根管子，不舒服是肯定的，但是你需要淡定、大口喘气。很快麻醉医师就会拔掉你口中的管子，这也宣告手术顺利完成啦!

17
手术时是如何消毒的

1. 没有消毒的手术，就是在杀人。
2. 古代的手术医生简单洗个手，就能挽救千万条生命。
3. 人类不可能战胜细菌，能与之和平共处就已经是胜利了！

Dr. X 说

提到外科医生，我们总会想到在刀尖上起舞的手术和惊心动魄的生死时刻。很多人忽视了一个幕后英雄，那就是无菌术。它不显山不露水，你甚至感觉不到它的存在，但它却默默地保障着外科手术的成功。

在古装剧中，我们常常会看到这样的场景：一个孕妇正在生孩子，给她接生的产婆吩咐别人去准备剪刀，先把剪刀在火炉上烤一烤，再剪断脐带，然后一个孩子呱呱落地。这是最原始的消毒办法，也就是使用高温使菌体蛋白质变性，从而消灭细菌，降低新生儿感染破伤风等的概率。

现有的一套相对完善的无菌术，不仅能够保障外科手术的安全，还成了老百姓生活中的常备知识。从孩子摔跤之后擦红药水和碘伏，到用洗手液洗手，甚至用开水烫碗，都属于无菌术的范畴。

简单来说，无菌术就是针对感染来源和途径所采取的一种有效的预防措施，由灭菌法、消毒法和一定的操作规则及管理制度组成。灭菌常用高温、高压，而日常的无菌术，不管是用紫外线灯、酒精、碘酒还是其他消毒剂，大都只能做到消毒水平。

现代医学在做手术、外科换药、打针，甚至测血糖扎针时，都要先消毒。在医院用酒精、碘伏，在野外也至少会用打火机烧一下。但在100多年前，事情可不是这样的。因为在没有了解细菌的存在之前，外科医生在开刀前甚至连手都不洗，只要肉眼看上去没有灰尘、污垢就视为清洁。想象一下，医生刚给这个患者清理过呕吐物，没有洗手就去缝合下一个患者的伤口，这得多么惨不忍睹！回看那个时代，其实外科医生的手就是疾病最重要的传播途径。

说到无菌术，无论如何都绕不过下面这三个人——安东尼·范·列文虎克（Antonie van Leeuwenhoek）、路易斯·巴斯德（Louis Pasteur）和约瑟夫·李斯特（Joseph Lister）。

列文虎克和显微镜

和以往的任何发现一样，人类认识细菌也需要足够的知识储备。很多发现在当时看起来无比荒谬，后来却被证实为金科玉律。显微镜的发明就是发现细菌的前提，而细菌的发现就是发明消毒法必要的知识储备。

显微镜的发明者是列文虎克。他是一个没有受过正规教育的业余研究者，利用自己的巧手装配出显微镜来观察事物。但正是因为他拥有我们这个时代最为珍贵的工匠精神，所以他磨制的透镜水平远远超过同时代人。利用玻璃、宝石、钻石，列文虎克一生磨制了400多个透镜，并且他居然在那个时代能做出200倍以上放大倍数的仪器。他的发明没有什么高端的理论支持，单凭爱好和技艺。

有了这么大的放大倍数，科学发现当然手到擒来。1673 年，列文虎克就用自己制作的显微镜观察到了口腔中的细菌，并且写了一篇论文报告。但是对于这样超前的发现，当时的人们并不能理解，很久以后才知道显微镜是一个多么具有里程碑意义的发明。它为人类打开了微观世界之门，列文虎克也因此被认为是微生物学的奠基者。因为显微镜的发明，不仅是医学，物理学、化学等许多学科也都出现了翻天覆地的变化。

时至今日，显微技术的发展已经到了一个日新月异的地步。2017 年的诺贝尔化学奖就颁给了冷冻电子显微镜的发明者。利用冷冻电镜，人们已经可以看到埃（长度单位，1 埃 =10^{-10} 米）级物质，这是一种接近原子级别高分辨率的三维结构。曾经的显微镜为人类打开了微观世界的大门，各种越来越厉害的显微镜让人类缓缓步入其中，一探究竟。

巴斯德和巴氏消毒法

列文虎克仅仅描述了自己的观察所见，并没有做深入的研究。此后的工作由一个更加著名的学者开展，这就是巴斯德。巴斯德要比列文虎克晚出生将近 200 年。他是一位化学家，起初用显微镜观察也是为了化学研究。巴斯德意外地看到了酒石酸中酵母菌在发酵过程中的变化。同时，他在发酵液里也发现了其他的微生物。仅仅发现微生物并没有什么价值，同时代的很多学者也有类似的发现，而阐述了微生物与疾病的关系才是巴斯德的最大贡献。

巴斯德不是医生，但他深深地了解到微生物对人类医学的影响。他通过前人的文献报道和经验推测出微生物和疾病，尤其是感染有着密切的联系。为了证实这一点，他找了几位医生做助手。他们深入医院，考察病房，重点研究了产褥热，查明了产褥热的病原菌是链球菌。1864 年，巴斯德向外科医生们呼吁，手术前先把手术器械在火焰上烤一下。但是对于这位没有“医学博士”头衔的化学家提出的建议，心高气傲的医生们大都认为他是外行指导内行，也就大都反应冷淡。

此后，巴斯德继续研究，又有了两项不得不提的著名发现，那就是巴氏消毒法和狂犬病疫苗。巴氏消毒法大家一定很熟悉，超市的很多牛奶盒上都会标注。厂商特意强调他们用这种不用煮沸的方法，既可以达到消毒的目的，又最大限度地保留了牛奶里的营养成分。巴氏消毒法就是用 50 ～ 60℃的温度加热半小时，杀死牛奶里的乳酸杆菌和芽孢。巴氏消毒法结合罐头的发明，让食物第一次可以在常温下长期保存，这一发明也直接应用于此后的第一次世界大战，为前线的军人提供了大量补给。

此外，巴斯德还研制出了狂犬病疫苗。他把干燥的脊髓组织磨碎，加水制成疫苗，注射到犬只脑中，再让打过疫苗的狗接触致命的病毒。接种过疫苗的狗即使脑中被注入了狂犬病毒，也不会发病。正是因为这些现在看来依然伟大的发明和发现，巴斯德和列文虎克一样，被认为是微生物学的鼻祖。

李斯特和外科消毒术

消毒术的真正提出要归功于英国的李斯特，一位持有执照的外科医生。而微生物在医学上的应用，似乎也必须由一个真正的外科医生来提出才能被医学界所认可。

李斯特最初对可能引起伤口化脓和感染的问题做了认真的分析。他观察到闭合性骨折，也就是骨头断了但皮没有破，不管伤势有多重，一般都不会化脓。相反，开放性骨折即使伤势很轻，仅有微小的皮肤破损都会发生化脓。

根据此事实很容易得出结论：接触空气是引起伤口化脓和感染的原因。但究竟是什么原因，李斯特百思不得其解。直到有一天，他偶然看到巴斯德的研究，茅塞顿开。李斯特突然意识到伤口化脓很可能也是由空气中的微生物引起的。如果这一推论正确，那么只要把伤口与空气中的微生物隔绝，或者把微生物杀灭就能预防化脓和感染。

李斯特还注意到助产士接生的新生儿的死亡率比外科医生接生的要低，唯一的区别就是助产士经常洗手。李斯特立即让所有人洗手后再帮助产妇分娩，没想到在3个月的时间内，他所在医院的月产褥热死亡率由18%降低到了2%。因此，李斯特发表了论文《外科手术时的抗败血症原则》，从而开启了外科消毒的大门。

为了进一步证明自己的发现，李斯特试图找到有效的灭菌剂。在多次尝试失败之后，他选择了苯酚，并建立了一套新的灭菌法。这套灭菌法要求医生不仅在每场手术之前认真洗手，而且要确保使用的器皿和敷料都做过彻底的卫生处理。这一系列的消毒措施成效惊人：在使用这一消毒方法的最初3年时间里，手术患者的死亡率明显降低了。1867年，李斯特在《柳叶刀》上正式公布了自己创造的外科消毒法，这也是外科学上具有里程碑意义的事件。1877年，李斯特被任命为伦敦皇家学院临床外科教授，在15年的任期内，他的工作重点就是推广外科消毒术。他还做了许多研究，也发表了许多论文。正是李斯特的学术地位和反复的实景演示才让消毒术真正地普及开来，甚至才让医生在手术前洗手成为常规做法。

李斯特消毒术的出现让外科感染死亡率骤然下降。此后，这种外科消毒术在实践中不断完善。1886年，德国的恩斯特·冯·贝格曼（Ernst von Bergmann）首先采用热蒸汽为手术器械和敷料消毒；1890年，美国的威廉·斯图尔特·霍尔斯特德（William Stewart Halsted）发明了橡皮外科手套，从而消除了外科手术中最重要的感染源。75%的酒精、新洁而灭等也取代了有腐蚀性的苯酚。现代消毒法逐渐形成。

人和细菌谁更厉害

细菌的生长速度快到什么程度？结核杆菌每18～20小时繁殖一代，大肠埃希菌每20～30分钟繁殖一代，产气荚膜菌只要9分钟就可以繁殖一代。若按 20 分钟一代，1 小时三代的速度计算，一个细胞经 10 小时可繁殖到 1 073 741 824 个，一天可以繁殖到 4 722 366 482 869 645 213 696 个，远多于天上星星的数量。

那细菌的生存能力有多强？嗜放射微球菌可以生活在核废料桶、烧碱池、浓盐酸中。你用放射线轰击它的 DNA，那些碎片几乎会立即重新组合，就像好莱坞电影里不死的外星人。

发明了抗生素之后，医学界认为找到了对抗细菌的核武器。然而，抗生素的发现并没有使人类在抗菌路上一劳永逸，反而使人类与细菌的拉锯战正式拉开帷幕。

刚刚大规模应用抗生素的时候，美国人曾经宣布人类很快就要消灭细菌、传染病了，但我们诧异地发现，我们只是推动细菌性的疾病变得更多、更强了而已。特别是在 2016 年，美国报道了全球首例“超级细菌”，这种细菌对所有已知的抗生素均耐药。如果这种“超级细菌”传播开来，将会造成非常严重的感染，最差的情况是人类有可能要回到没有抗生素的时代。

有研究表明，细菌每 100 万次分裂可能会产生一次突变，虽然这些突变没有确定的方向，但看看前文所说的细菌分裂的次数，可见突变的次数也非常可怕。最恐怖的是，耐药细菌居然可以从死亡细菌中释放到环境里，而不一定要从自己的母代释放。这是多么恐怖的功能，就像直接捡来的钢铁侠和雷神的技能一样！

往更远了看，有化石的记录告诉我们，35 亿～ 36 亿年前地球上就有了细菌，地球的生命也是从细菌开始的。而人类的最早先祖古猿也仅仅在 2 800 万年前才出现。人类是地球历史上的灵光一闪，却自诩为最先进的智慧生物，哪里来的自信去跟细菌较量？

也许可以这么说，人类之所以能在地球上生存，唯一的原因是细菌容许我们这么做。

生活中的无菌术

1. 酒精

酒精是我们生活中最常见的消毒剂。不同浓度的酒精有不同的消毒效果。我们日常喝的白酒大都是 40% ～ 60% 的酒精度。而在医学上，75% 的酒精用于灭菌消毒。顺便说一下，在欧美的很多药店里，酒精可不容易买到，而是用苯扎氯铵代替，目的是防止饥不择食的酒鬼买酒精喝。

酒精消毒的原理很简单，就是吸收细菌蛋白的水分，使其脱水、变性、凝固。很多人认为酒精浓度越高杀菌效果越好，其实这是个错误的观点。

高浓度酒精会使细菌蛋白脱水过于迅速，从而使细菌表面的蛋白质首先变性、凝固，形成一层坚固的包膜，这样酒精反而不能很好地渗入细菌内部，从而影响其杀菌能力。而 75% 的酒精与细菌的渗透压相近，可以在细菌表面蛋白未变性前逐渐地向菌体内部渗入，使细菌的所有蛋白脱水、变性、凝固，最终杀死细菌。但是，当酒精浓度低于 75% 时，由于渗透性降低，杀菌能力也会相应地降低。

2. 碘剂

现在医学上消毒用的碘剂为碘酊和碘伏两种。碘酊实际上就是碘酒，其中含有的单质碘会烧灼黏膜，所以碘酊不可以用来给黏膜消毒，只能用作皮肤的短时间消毒。消毒之后，还需要用 75% 的酒精脱碘，防止碘长时间停留在皮肤上造成损伤。一般来说，碘酒较酒精更为高效、广谱，甚至可以杀灭部分芽孢。碘酒中的酒精是用来做溶剂的，而不是用来消毒的。而碘伏里面的碘处于络合碘状态，不会对皮肤和黏膜造成损伤，但是消毒作用也相对弱一些。碘剂的消毒原理是氧化作用，与之类似的消毒剂还有一接触伤口就会冒出大量泡泡的双氧水（过氧化氢）。

碘酒对皮肤黏膜的刺激性大，不宜直接涂在破损伤口及口腔、鼻腔等黏膜上。医用碘伏常见的浓度是 1%，用于皮肤的消毒治疗，可直接涂擦，稀释两倍可用于口腔炎漱口，0.3% ～ 0.5% 的碘伏用于外科手术中手和其他部位皮肤的消毒。由于与碘酒、酒精相比，碘伏对皮肤、黏膜、伤口没有刺激性，因此广泛用于皮肤、外科手术及口腔、鼻腔等黏膜的消毒。碘酒和碘伏的杀菌力强于酒精、红药水和紫药水。

3. 红药水和紫药水

我们小时候一到夏天，判断小朋友是否淘气的最好办法，就是看他的膝盖和胳膊肘是否涂上了红色或紫色。没错，红药水和紫药水几乎是那个时代有孩子的家庭的必备药品，它们靠的是阳离子结合羧基杀菌。

红药水是 2% 的汞溴红溶液。其实红药水的消毒作用很弱，只适用于皮肤或黏膜较小创面的消毒。而且红药水含有汞，给大面积破损的伤口消毒可能会造成汞中毒。有的小朋友满腿都涂满了红药水，其实是有风险的。

紫药水是 1% ～ 2% 的龙胆紫溶液，杀菌效果比红药水强，对组织刺激性小，且能在黏膜、皮肤表面凝结成保护膜而起到收敛作用，防止细菌感染和局部组织液的外渗。由于紫药水对革兰氏阴性杆菌不敏感，因而对深部感染就不太适用了。另外，紫药水收敛性较强，易使创面结硬痂从而影响渗出物的排出，同时还会使痂下细菌繁殖，反而会使病情加重，目前也已经较少使用。

4. 84 消毒液

84 消毒液是一种高效消毒剂，主要成分为次氯酸钠，适用于一般物体表面、白色衣物、医院污染物品的消毒。84 消毒液有一定的刺激性与腐蚀性，使用时应戴手套，并将其置于儿童够不着的地方，避免误服。

5. 洗手液和洗洁精

洗手液和洗洁精本身没有杀菌作用，但能做到除菌，即用流动的水把细菌带走，洗手液的泡泡也能帮助更彻底地清洁手部。目前市面上有一些洗手液、沐浴液等，由于添加了对氯间二甲苯酚、三氯生、季安盐、胍类等，也确实有一定的抑菌效果。但是它们针对的菌类不同，适用范围也不一样，安全性也有所区别。

6.“开水烫碗”

热水消毒应该是追求高温，但是从水瓶里倒出的“开水”的温度只能杀死极少数的细菌，不能起到消毒作用。真正想要消毒，需要将物品置于煮沸的水中，并且至少要煮 30 ～ 60 分钟。

虽然“开水烫碗”的灭菌效果较差，但对于一些小餐馆来说，清洁过程并不规范，洗涤剂严重残留，开水冲一遍依然有价值。

18
医生真的能边做手术边听歌吗

1. 医生做手术就是日常上班，可以听歌，可以聊天。
2. 最早的手术室是图书馆的阶梯教室。
3. 手术室是医院的核心区域，所有的设施都围绕着手术室设计，医院先不先进先看手术室。
4. 手术室灯火通明，永不关门，是外科医生的圣地和归宿。

Dr. X 说

“手术室”这三个字，好像自带“军事重地，闲人免进”的意味。其实，随着医疗技术的发展，人在一生中可能或多或少都去过手术室。你也许就出生在手术室，也许做过阑尾炎、胆结石手术，也许经历过真正性命攸关的大手术。

医务工作者有更多的机会接触手术室，不管是医生还是护士，多少都在实习的时候与手术室有过亲密的接触。可能很多人还会怀念刚进入手术室时的兴奋感，甚至还对自己因为动作生疏被手术室护士骂得狗血淋头的经历记忆犹新。

从医学院毕业后，有些人选择了内科，便很少再有机会去手术室了；而有些人成了外科医生，成了出入手术室的常客；还有一些人选择做了手术室护士、麻醉医师，也可以说是以手术室为家，把一辈子都献给了手术室。

简单介绍一下，手术室里的护士有两种，一种是器械护士，也叫洗手护士，也就是我们经常看到的在手术台上为手术医生传递器械的护士；还有一种护士叫巡回护士，主要负责手术室里所有有关手术的准备、全面负责患者出入手术室的安全和与手术组、麻醉人员密切配合。一个巡回护士可以负责多个手术间，而器械护士则必须全程配合一台手术，有些复杂的手术甚至需要两名器械护士同时上台。

下面我就给大家揭开手术室那层神秘的面纱。

最早的手术室就是阶梯教室

1846 年，美国麻省总医院口腔科的医生在图书馆的一间阶梯教室进行了一场口腔科手术。现在看来，这就是手术室的雏形。

早期的手术室和现代手术室最大的区别，其实就在于是否有预防污染的措施。当时，人们还没有发现细菌和疾病的关系，更没有发明无菌术。

在那个时代，教室确实是非常好的手术场所。那里不仅有宽敞的空间、足够的照明，还能提供一定的教学空间。

当时，外科手术还是一件稀罕事，慕名来参观学习的人很多。更大的场馆、能容纳更多的参观人数也成为那个时代手术室的追求。据说，那时观摩手术还需要买票，就像看一场秀。虽然这并不科学，也没有保护患者的隐私，但是通过让更多的人参观学习，外科手术的思想迅速地普及开来。

手术室可不简单

随着李斯特医生发明了无菌术，还有一系列诸如手套、口罩、帽子、隔离衣等手术配套设施的使用，现代模式的手术室开始出现。

1886 年，蒸汽灭菌法诞生；1887 年，手术室洗手法开始投入使用；1897 年，手术时医生开始使用口罩；1898 年，手术衣开始使用。到了 1937 年，现代手术室在巴黎世界博览会上被最终确立。各个医疗机构也开始纷纷效仿，建立标准的手术室，这成为外科学发展的基础。

手术室开始选择设在封闭的空间，以便获得更加清洁的环境，而且还开始配备空调、暖气等现代化设备。然而，空调是在 1902 年才被发明出来的。想想此前的手术，无论是在炎热的夏天还是寒冷的冬天，对一丝不挂的患者和穿着长袍的医生来说都是极大的考验。

后来，随着外科学的进一步发展，单间的手术室开始变得供不应求。于是，大部分的医院都设置了多间手术室，并且进行统一管理。现代医院一般都拿出整整一层楼的房间作为手术室，手术室的运行效率也被大大提高。

现代的手术室可不仅仅是一个提供手术的房间，里面还包括了一整套的供应系统——水电暖、消毒、清洁、护理、麻醉、病理等。

层流手术室

手术室最基本也是最重要的要求就是对污染的控制，以减少术后感染的概率。1966 年，世界上第一间层流手术室在美国巴顿纪念医院建立，这是手术室发展的里程碑。所谓的“层流”，就是采用空气洁净技术对微生物污染进行控制，以满足各类手术的需求。

层流手术室还可以提供适宜的温度、湿度，创造一个清新、洁净、舒适、细菌数低的手术空间环境，使患者的身体组织在手术时受到尽可能少的损伤，大大降低感染率。尤其是颅内手术和烧伤手术，层流手术室可以保证患者术后能更快、更好地康复。当然，不仅有层流手术室，还有层流病房，它们最大的目的只有一个——预防感染。

“千级”“百级”“万级”代表了层流手术室的标准。根据美国联邦标准，1 000 级层流手术室的标准为每立方英尺[①]空气中 0.5 微米以上的尘粒数≤ 1 000 颗，或每升空气中≤ 35 颗。10 000 级层流手术室的标准为每立方英尺空气中 0.5 微米以上的尘粒数≤ 10 000 颗，或每升空气中≤ 350 颗。

手术室为什么要设在 4 楼或 5 楼

如果你稍加留意，就会发现大部分医院的手术室都设在 4 楼或 5 楼，这是为什么呢?

其实，对于手术室的位置和楼层并没有绝对的要求，但是手术室需要清洁卫生、远离危险、易于联络。这就要求药房、麻醉科、病理科、影像科、检验科、血库还有外科等都应该围绕在手术室的周围。此外，手术室还需要避免一些可能出现污染和危险的区域，如锅炉房、垃圾站、吵闹的街道等。

手术室在医院中扮演了一个核心角色，如果把医院比作一座剧场，手术室毫无疑问就是剧场的舞台中心。手术室也是最先进设备的展示场所，是整座医院中投入资金最多的地方。在这里，各种设备应有尽有——内窥镜、显微镜、电生理标测仪、电刀、超声刀、手术机器人、B 超机，甚至 CT 机和磁共振机都可以被推进手术室。手术室的设备和应用这些设备的人也成为衡量医院水平的重要标准。

在大部分的综合性医院里，急诊科是医疗的先头兵，占据了距离患者最近

---

① 立方英尺是英制的体积单位，每边长度为 1 英尺（0.3 048 米）的立方体体积为 1 立方英尺，符号为 ft^3。1 立方英尺等于 0.0 283 168 立方米。

的1楼。由于大型设备不便搬动，拍片子的影像科一般也设在1楼。而门诊部、检验科、药房这些人流量比较大的科室则常常占据2、3楼，这是患者整个就诊过程的延伸。手术被安排在尽可能靠近这些科室的楼层。因此，4楼和5楼成了最合理的选择。楼层的布局甚至可以看出医院的发展重点，下次你去医院时或许可以留意一下。

医生真的边做手术边听歌吗

手术室仿佛天生带有一种紧张和严肃的氛围。中国的手术室氛围相对比较紧张，虽然有的外科医生比较幽默，但是整体风格确实偏安静、严肃，仿佛一根针掉在地上的声音都可以听到。而欧美的手术室里常常会萦绕着各种不同的背景音乐，乡村乐、爵士乐或者摇滚乐，每间手术室的氛围都不一样。有些外国医生做手术的操作行为似乎都在和着音乐的节奏，真是让人不可思议。

那么手术室里应不应该放音乐呢？早在20世纪初期，美国医生埃文·凯恩（Evan Kane）在《美国医学协会杂志》（*The Journal of the American Medical Association*）发表的述评中就提到了在手术室里放音乐的好处。他提出，放音乐可以更容易让患者平静下来。此后，凯恩第一个报道了在手术室里边播放歌曲边给患者进行阑尾炎手术，并且得到了广泛的认可。要知道，那个时候的音乐播放设备还是留声机，但医生们依然坚持把沉重的留声机搬进了寸土寸金的手术间。后来的研究还报道，手术室里的音乐可以帮助手术医生在较长时间的外科手术中缓解精神疲劳。甚至还有研究报道什么样的音乐更适合在手术室里播放，结果不出所料，是悠扬的古典音乐。

我们都知道，音乐可以让人放松。唯一对在手术室里放音乐的担心，就是怕医护人员沉浸于音乐而忽视了潜在的危险。其实，手术医生和麻醉医生完全可以做到心中有数，在需要的时候关闭音乐或调低音量。

手术室对于患者来说既陌生又紧张，但是对于身处其中的医生来说，做手术其实就是日常的工作而已。手术室里绝不是也不应该是你想象中的那么严肃、压抑。

洗手衣

手术室里有两种衣服。在进入手术室时就换上的衣服叫洗手衣，一般是贴身穿着的；而做手术时穿的衣服叫手术衣，穿在洗手衣的外面，每场手术结束之后都需要更换。洗手衣的消毒要求是清洁，而手术衣的消毒要求是严格无菌。

在中国，洗手衣只允许出现在手术室里。偶尔麻醉医师、医生或者护士穿着洗手衣出入普通病房时，都会被要求卷起裤脚、外穿隔离衣等，尽量保证洗手衣的清洁。医生进入手术室后还要统一换鞋。人一多鞋子不够，对于来得迟的医生或者刚来没多久的实习医生，可能就要去穿其他医生刚脱下来、还来不及消毒的拖鞋。

而在欧美国家，洗手衣几乎等同于工作制服。医生们不仅穿着洗手衣随意出入手术室，在医院周围的公园、餐厅、超市，也可以随时见到穿着洗手衣的医务人员，甚至有的医生就穿着洗手衣去跑步、爬山。由于医院负责免费清洗、消毒洗手衣，工作繁忙的医务人员就完全省去了洗衣服的麻烦。关于鞋子，欧美很多手术室也可以随意穿着自己的鞋子。不仅不用清洁换鞋，甚至连鞋套也可有可无。这样做最大的好处就是穿自己的鞋子更加舒适，而且在手术室里走动也比穿拖鞋更加安全方便。

其实早在20世纪80年代，就有美国学者提出，洗手衣应当在每次进入手术室的时候进行清洁更换，但是至今很多地方都没有真正实施。不知道他们是懒，还是出于经济学的考虑。随意穿的洗手衣是否会形成手术区域的污染隐患，直到今天依然面临许多质疑。

关于洗手衣还有许多有趣的科研论文，曾经有一段时间，如何避免洗手衣被盗窃居然成为欧美医院管理杂志探讨的问题之一。其实医护人员并不会有意偷窃洗手衣，只是穿了就随手一扔，懒得归还。好在现在的手术室里都配备了洗手衣回收机器，欧美国家对于洗手衣的管理水平才勉强赶上中国。

一次性医疗用品

下面再说说手术衣。中国的手术衣大多是布制的，反复清洗、消毒。新的和旧的手术衣完全呈现出两种颜色。新的手术衣是深绿色的，旧的手术衣已经清洗成浅绿色甚至发白。因为要控制成本，负责手术器械的护士长就像精打细算的妈妈一样，在保证服装、被服安全有效的同时，要避免一切不必要的开支。因为这些额外开支不仅需要走复杂的审批手续，有些甚至要纳入科室的奖金核算，甚至还有可能需要从自己的收入里掏一部分钱。如果某个医生多次更换手术衣上台，可能会因为浪费而受到护士长的埋怨。

而美国很多手术室里除了机器和人，几乎所有东西都是一次性的。各种接触患者的被服、手术衣、部分手术器械，基本上都是用完就扔。而医生、护士也很少受到上下手术台的限制，只要有时间就脱去手术衣去吃点东西、喝杯咖啡，休息 5 分钟再上台，或者两个护士每一个小时替换一下。美国手术室里的一次性手术衣的消耗从来不用从经济方面考虑，这可能是中国医生可望而不可即的软性福利。

当然，这些一次性医疗用品的使用费都是记在患者头上的，再通过保险费来覆盖。此前说到手术服装、在手术室里播放音乐，以及一次性医疗产品的使用，你可能会发现欧美的手术室更在意每天在这里工作的医护人员的感受，想办法给医护人员提供便利；而中国的手术室则更加以患者为中心，同时考虑到节约资源。“为人民健康服务”的口号虽然听起来有些老套，但是它确实影响着一代代中国卫生工作者。我们虽然学西医，但并没有生搬硬套，而是结合了中国国情，把它们朴素化了。

手术室，作为医学舞台的中央，绝不只有冷冰冰的器械和设备。这里每天上演着一幕幕悲欢，一场场生死。手术室不仅仅是保障患者生命安全的场所，更是许多医疗工作者奉献一生的地方——他们不仅把青春热血洒在了这里，甚至把自己的生命也献给了这里。

相关知识延伸

为什么做手术时不让患者穿衣服

手术前一天晚上，护士都会通知患者空穿病号服。这是为什么呢？为什么外科手术都不让患者穿衣服呢？内衣内裤都不能穿吗？非要一丝不挂吗？能不能保留一些隐私呢？

其实，在大多数手术中患者都是不穿衣服的。整个手术过程中，患者的全身都会盖着厚厚的布，只露出需要手术的一小块区域。全麻手术因为有器官插管，不怕影响呼吸，患者的整个脸、口、鼻都会被盖起来。

手术时要求患者脱衣服其实是为了快速给患者的手术部位消毒、插尿管、接上心电监护仪，以及打麻醉。

1. 麻醉监护

因为麻醉的需要，患者胸口必须要接上心电监护仪，就是那种贴片。这和做心电图一样，穿着衣服是没办法贴的。

2. 插尿管

手术时间超过 3 小时的，需要插尿管。虽然有些手术可能不超过 3 小时，但是因为手术开始之前很难预计时间，所以也需要插尿管。如果手术时间稍长，手术中患者的身上又都盖了厚厚的布，有些患者还是侧卧或者俯卧位，插尿管是比较麻烦的。因此，大部分手术都要先插尿管。插尿管的作用有：第一，可以帮助排尿；第二，可以监控尿量；第三，腹腔手术可以清空膀胱。

顺便补充一下，尿管插好之后会用注射器打一个储水囊，防止其意外脱出，所以手术之后千万不要自己拔尿管，否则强行拔除会引起尿道损伤。

3. 手术区域需要

为了防止感染，手术消毒范围要远远大于手术区域，所以需要患者脱掉衣服显露出更多的皮肤。比如胸部手术，消毒的范围是从颈部到腹部；腹部手术需要从胸部消毒到会阴部，甚至到大腿。所以衣服是完全穿不上的。

最后必须强调一点，因为手术的需要，患者会被摆成不同的体位，比如趴着、斜靠、侧趴等。手术室的护士们最担心的是几个小时的手术让患者的身体部位被压坏。这些都有惨痛的教训，比如眼睛被压久了，长期充血造成视力下降；手被别着了，造成神经损伤；皮肤被夹着了，最后皮肤坏死。特别是对男性患者来说，插尿管的部位还需要特别戴着手套去检查一下，确定不要被压着了。

因此，患者手术时被要求脱光衣服是十分合理的。对于你心中的敏感部位，医生想的是怎么对其手术，怎么保证消毒，怎么减少出血；而护士想的则是怎么方便打针，怎样不被压坏。

当然，很多急诊患者穿着衣服就被送进了手术室，我们会帮他们一件一件脱掉，把所有的衣服装在一个袋子里，然后还给家属。但是在患者失去意识的情况下，脱衣服是很困难的，再加上需要争分夺秒，我们常常会用剪刀把衣服直接剪掉。

保护隐私是文明发展的体现。但是，如果说有一种情况可以让你把隐私放置一边，那就是生命和健康受到了病痛威胁的时候。

19
手术同意书就是生死状吗

1. 手术同意书不是医生的免责条款。
2. 做手术还是不做手术，都是患者自己的选择，没有绝对的情况。
3. 预期寿命法可以帮助患者做出选择。
4. 在西方，患者自己去签手术同意书；在中国，患者家属签手术同意书。这主要是因为国情和传统不同。

Dr. X 说

患者在就医过程中常常会遇到很多选择，到底该听谁的，又该如何选择？其实疾病本身没有给人选择的机会，如果有，谁都会选择不生病。反而是现代医疗技术的发展给了人们许多选择的机会，在疾病面前我们有不同的对策。但也正是因为有如此多的对策，我们才面临着许多前所未有的选择困难。

面对这种情况，美国的阿图医生[①]曾经说过这样

① 阿图·葛文德（Atul Gawande）是美国著名的外科医生，其划时代之作《最好的告别》《医生的精进》中文简体字版于2015年由湛庐文化策划、浙江人民出版社出版。——编者注

一句话："行医有行医的医术，生病也有生病的艺术。"那么，患者的艺术是什么呢？

选择积极治疗还是保守治疗，就像是赌博

最近有个朋友向我咨询，他的外公得了食管癌，家人没有别的想法，就想让老人免受痛苦地延长一些生命。这个要求看似不高，但是摆在面前的却是一个两难的选择：手术还是不手术。

按说这样的高龄患者，身体条件一般，肿瘤性质不良，手术治愈的效果也是微乎其微，人财两空的可能性很大。但是保守治疗就意味着放弃治愈的希望，患者很快就会无法进食，靠静脉的营养液维持生命，随着肿瘤的转移，每一天都有可能面临死亡。

在这种情况下，家人该如何选择？我见过许多放弃的家属，他们担心患者挺不过手术，考虑到积极的治疗会给患者带来更大的痛苦，也考虑到经济原因，毕竟因病致贫的家庭不在少数。我也见过许多要求积极治疗的家属，因为一切代价在生存机会面前都不值一提。他们没有放弃希望，有些取得了不错的效果，但更多的是人财两空。

我的这个朋友很担心，他害怕怎么选都是错，到头来自己会后悔。

让我们先把这个问题转化得更直观一些：假如不做手术，你只能活 1 年；而做了手术你可以活 5 年，但是手术有 50% 的失败率。有的人会赌上 50% 的机会去延长 4 年的生命，但是赌注是有 50% 的可能性立刻死亡。如果是你自己，你有这个勇气赌吗？

我可以告诉你，即使只有 10% 的失败率，大多数人都不敢用自己的生命去赌。假设你就是这么有勇气，不想苟活这 1 年，你想要 5 年的生命来做更多自己想做的事。但是，假设你是为别人做决定呢？比如患者是一手抚养你长大的刚准备安享晚年的外婆，是和你山盟海誓想要共度余生的结发妻子，是你捧

在手心怕掉了含在嘴里怕化了的宝贝女儿。你愿意让他们去冒这个险，还是用最后 1 年把自己能给予的所有关爱和陪伴都给予他们？

这个问题还没有完，人们面对浮动和不确定的概率，选择常常变得更加困难。比如对于患有下肢骨肉瘤的患者来说，手术虽然可以延长寿命，但是带来的副作用是失去双腿，如果你想要保住双腿，肿瘤的复发率就会提高；而对于患有大脑功能区肿瘤的患者来说，想要切干净肿瘤就可能会牺牲一部分运动功能，简单来说就是瘫痪，而如果切不干净，复发率就会提高；对于患有妇产科肿瘤的患者来说，有时切除卵巢和子宫的疗效更加可靠，但是患者就永远失去了怀孕生子的权利。

其实治疗方式的积极和保守在很大程度上反映了患者对生命的态度。有时候，这个问题就像人们理财的时候是选择稳健的银行还是有一定风险的股市，甚至干脆去赌场搏一把；又像学生高考填写志愿时是选择保底的学校还是冲击名校，甚至为了梦想可以不惜复读多年。

对于危及生命的病情，人们其实没有什么太多可以考虑的，只能背水一战。相反一些进展相对缓慢的疾病给了患者更多的选择，却也常常把选择变得更加困难。

“预期寿命法”是许多医生给患者提出建议时的参考标准，即根据可能的预期寿命来选择治疗方法。60 岁的时候得了良性的疾病，如生长缓慢的良性脑肿瘤，患者预期至少还可以活 20 年，到时候躲不过这一次手术，那还是尽早手术。如果同样得了良性脑肿瘤，但患者已经 90 岁了，身体状况较差，被高血压、冠心病等折磨了多年，预期寿命只有 5 年，那么完全可以采取保守观察。因为相比于这个良性脑肿瘤，心脑血管的问题更值得引起重视。

如今，70 岁、80 岁都不是外科手术的限制因素，个人的要求和身体状况更加重要。70 岁的老人在以往看来已经是风烛残年，现在却刚刚退休没几年，甚至还有许多人去选择做让自己变得年轻的整形手术。承担手术的风险，不仅是对医生有信心，更是对自己的身体状况有信心。与其纠结于如何选择，不如关注让谁来做选择。

家属是否应该把真实病情告诉患者

现代医学有很多治不好的病，很多疾病确诊之后平均生存期只能按月算，甚至按天算。这也就是老百姓口中的绝症。电视剧里经常有这样的桥段：家属为了不增加患者的心理负担，费尽心机地去隐瞒病情，有时候他们不能如愿以偿，患者在发现自己的病情之后精神崩溃，一蹶不振；还有一种情况是，患者虽然已经得知自己的病情，但为了让家属放心也装聋作哑。患者和家属心照不宣，但谁的心里都压着一座大山，常常偷偷哭泣，让我们这些旁观者也不得不为之动容。

这些桥段不只在电视剧里出现，医院里每时每刻都在不断地上演。隐瞒和不隐瞒各有自己的理由，隐瞒是怕给患者造成精神压力，但是无疑剥夺了患者的知情权。有些患者被推上手术台的时候，都不知道自己将要做一台什么样的手术，以及手术后将面临什么样的生活。甚至他们都不知道这台手术有多大的风险，自己能不能下得了手术台，有些话没有说可能就永远失去了说的机会。

即使是这样的问题，也没有绝对的标准答案，不管家属如何选择都是出于对亲人的爱。许多西方国家在很早以前就已经对这个问题做出了思考，也就是在神志清楚的情况下早早地立下遗嘱，并且可以提前和家属表达自己对疾病和生死的看法，比如查出绝症是否应该告诉自己，如果受伤昏迷是否需要抢救，如果经过手术自己成了植物人是否需要长期维持。在一些极端情况下，患者失去了做决定和知情的能力，让亲人做出符合自己意志的决定应该是最好的选择。

《实习医生格蕾》里帅气的整形外科医生斯隆立下了这样的遗嘱：自己出现意外后一定要全力抢救，不拒绝一切有创的操作；但是如果三个月后没有恢复意识的可能，就放弃治疗，拔掉管子，停掉机器，让自己平静地离开。虽然现代医学很发达，但是颅脑损伤昏迷的患者在三个月内不能恢复意识的话，此后再清醒的可能性就变得微乎其微了。新闻报道中的植物人在多年之后苏醒的情况确实只是小概率事件。

中国家庭往往回避这个话题，家人之间对死亡态度的探讨常常带来一些不好的心理暗示。中国人不喜欢谈死亡，甚至要避开与死亡相关的词语，包括数字 4 及送礼不能送钟等。随着国人思想的开放，死亡并不应该是那个避之不及的话题。每个人必须面对疾病，也必须面对死亡。

手术同意书就是生死状吗

为什么必须让患者签署手术同意书？

这是按照法律规定履行患者的知情同意权。《中华人民共和国执业医师法》第二十六条规定："医师应当如实向患者或者其家属介绍病情，但应注意避免对患者产生不利后果。"《医疗事故处理条例》第十一条规定："在医疗活动中，医疗机构及其医务人员应当将患者病情、医疗措施、医疗风险等如实告知患者，及时解答其咨询；但是，应当避免对患者产生不利后果。"

那什么时候签同意书呢？

只要你住院，各种同意书就会扑面而来。除了手术之外，许多侵袭性操作，如麻醉、插管、腰穿、骨穿、PICC 置管等，甚至是治疗措施的改变，都需要签署同意书，还有病重通知书、病危通知书等。

签了同意书之后还能反悔吗？

其实大部分时候患者在同意书面前并不是没有选择。除了紧急情况需要立即施救以外，其他情况下患者和家属都有大量的时间来考虑，并且随时可以反悔。本来做好了手术的准备，但看到手术同意书上一大堆风险后逃跑回家的大有人在。甚至当患者已经被推到了手术室，躺在了手术台上时，他只要说一句"我不想做手术了"，所有准备便立刻停止。

手术同意书上写了什么？

手术同意书上列举了几乎所有可能出现的情况，出血、感染、昏迷，甚至死亡，往往最后还有一条：其他不可预料的情况。很多患者拿到手术同意书后好像要签生死状，有的被吓退了，有的觉得自己签了字后就任人宰割了。其实并非如此，医生会用专门的时间来跟你解释手术的风险，哪些很常见，哪些很少见，哪些几乎难以避免。虽然网络搜索到的结果不靠谱，但还是建议患者先通过网络大致了解一下疾病和手术的情况，这样可以让你在和医生沟通的时候更加高效。

手术同意书是在规避医生的责任吗

手术同意书的目的就是告知患者相关选择，你有权利做手术，也有权利不做手术。可以这么说，手术出现了并发症，如果医生的诊疗过程非常规范，那不管出现了什么情况，甚至患者在手术台上死亡，医生也不需要承担责任。但是如果医生操作不当或者违背患者的意志进行了操作，导致患者遭到了严重的伤害，那么不管是否签署了手术同意书，医生都需要承担责任。

沟通，远比签字更加重要。很多人对于手术同意书最大的误区就是，签同意书就像签合同一样。医生和患者都觉得签字是在走法律流程，却忽视了其中的沟通。医生觉得跟患者解释那么多没有意义，反正患者也听不懂；患者觉得我完全相信你，把字签了，对于同意书上的内容和风险则完全不了解。

不得不承认，医生和患者之间的沟通还存在许多问题。就拿输血来说，有一些通过血液传染的疾病，如艾滋病，都会有一个窗口期。也就是说，如果患者刚刚患有艾滋病，在前几个月里现有的医学检测技术是无法发现的。那么在这一段时间内，受血者输入这样患者的血就会有罹患艾滋病的可能性。这些内容在所有的输血同意书中都写得非常清楚。

大多数的医疗同意书和输血同意书一样，措辞都像免责声明，给人的感觉是如果出现任何问题都与医院无关，确实有点像在推卸责任。如果医院本身没有责任，也就不用签什么；如果医院有责任，签了再多同意书也不能回避。也许只有医生和患者之间更多的沟通才能让患者感受到，不管出现任何问题，医生关心的不是责任问题，而是如何为你解决。

如果没有医闹、巨额赔偿、暴力伤医等“达摩克利斯之剑”悬在医生的头顶上，医疗就该如此单纯。医生为了保护自己，很多时候的观点会倾向于悲观，医生的沟通方式也与这个时代的医患关系密不可分，这似乎已经成为一个社会难题。

每天跟患者交代病情和可能的治疗方式，不断重复同样的话语，没有引导性和倾向性的建议，把艰难的选择留给患者，这是医生的日常工作。但是如果换位思考一下，很多时候我自己其实也难以做出决定。反倒是家人、朋友向我咨询病情的时候，我脱离开医生的身份，便可以更加释怀。我常常这样告诉他们：如果患者是我，我会如何选择；如果患者是我的父母，我又会如何选择。

医生的选择

医生也是人，所以难以做到绝对客观。这也是同样的疾病去找不同的医生会得到不同建议的原因。有的医生更积极，有的医生更保守。甚至是同一个医生，年轻气盛、意气风发的时候会更积极，而如果这个医生刚刚手术失败，甚至有私人生活的困扰，他们都更容易去劝患者进行保守治疗。

有时候，即便别人有更好的治疗方法，医生也可能会倾向于用自己熟悉的老办法。那么有什么方法可以规范医生的行为吗？其实并没有，因为这些治疗方法都在相关指南的许可范围内，哪一种更好常常没有定论。甚至今天被定义为最佳的治疗方法，几年后也可能被新的研究否定。比如曾经的魏则西事件让中国的免疫治疗直接陷入停滞状态，但是国际上的研究并没有停止。近几年，生物免疫疗法又被重新提及，说不定哪一天新的生物免疫疗法就会为恶性肿瘤患者带来福音。

医生和患者虽然是一个战壕里的战友，但是他们的角度永远不同。医生提供武器和指挥战斗，患者自己才是真正的战士。

患者的抉择

医生在沟通的时候最怕跟患者和其直系亲属说不上几句话，而主要是跟远房亲戚在沟通。有些人喜欢说“医生只是在吓唬你，他们只会夸大其词”，如果他们只是在单纯地宽慰患者和家属，勉强可以理解，最怕他们在这些话背后隐藏着不严肃的态度。

我总会质问这些人是不是能够做决定的人，是不是去为这个选择承担后果的人。谁来做决定，谁就要为这个决定负责。这个负责的人应该从医疗方面为患者负责，而最重要的责任人应该是患者本人和其直系至亲。但是后来我发现，其实问题远没有那么简单。在医疗面前，不是所有家庭都可以做出看上去最好的选择。

面对绝症，有的人愿意倾家荡产去延长几个月的生命，或者争取那微乎其微的治愈可能，可并不是所有家庭都有勇气做出这样的决定。“久病床前无孝子”，作为医护人员的我们能够深深体会到这句话的含义。但是，眼睁睁地看着自己的至亲离去，对于家人来说是最残忍的折磨。

我曾经听过这样一个故事，一位患者的手指被机器绞断，被紧急送了医，来得还算及时。医生跟患者说：“如果手术再植可能需要几个月的恢复期，费用大概是数万元。截肢手术只需要几千元，三天出院。”患者没有一丝犹豫，立即选择了截肢。手很重要，谁能不知道？但是每个患者的身后背负着什么，别人又能了解多少呢？也许截肢花费的几千元，他都要去借。

医生考虑最多的是手术怎么做，而有些患者却不得不承担生活和现实的重压。谁来掏这个手术费？手术之后又由谁来陪护？出了问题谁来负责？说出来太让人心酸，子女为了父母看病闹得不可开交的大有人在。“当初是你说做手术的，现在瘫了就得你来照顾！”这样伤人的话扔出来，谁又能接得住？

疾病可能会给人带来很多不良的后果，但是它并不可能跟你签一张同意书；医生虽然尽力为你解除病痛，却需要你签一张同意书。

医生最喜欢说“尽人事，听天命”这句话。医务人员的能力很有限，如果说每个人从出生开始都在由生到死的路上排队，那么医生只是维持秩序的人，他们的主要工作就是把那些想要插队的人揪出来，也可能顺便发发小板凳让排队的人排得舒服一些。

然而，当你在同意书上签字的时候，医生就要跟你站在同一个战壕里共同对抗疾病。只要明确一点：除了你自己之外，医生是最想帮你战胜疾病的人，虽然不能完全保证结果，但他们会为此竭尽全力！

20
外科手术中有哪些“黑科技”

1. 血管神经太细，需要放大才能看得见。
2. 控制出血是外科手术最重要的原则。
3. 密切监护，手术既要切除病灶，又不能增加其他伤害。
4. 找到手术目标，做手术也可以用“导航”。
5. 外科手术未来可能也会被机器人取代。

Dr. X 说

提到外科手术，人们大都觉得它充满神秘感，再加上一点点恐惧感。打开脑袋、缝合肠道、修补心脏……其实外科手术绝非恐怖片里那样血肉模糊。我们有许多“黑科技”，让外科手术既安全又高效。

放大 10 倍的感觉很奇妙

手术显微镜让许多看似不可能的操作成为现实。比如断指再植术，医生要在显微镜下把断指的神经、血管、肌肉全部缝合。如果没有显微镜，这样的手术完全无法完成。

显微镜的发明把人类医学带入了微观世界。中学时候大家一定用过普通的光学显微镜，现在它也很常见，尤其是在细胞学实验中。这样的光学显微镜已经足够看清细胞的变化过程了。

1876 年，德国医生埃德温·特奥多尔·塞米施（Edwin Theodor Saemisch）用复合式的眼镜式放大镜制作了世界上第一台手术显微镜。1893 年，蔡司公司（Zeiss）发明了双目使用的手术镜。100 多年来，蔡司公司一直占据着显微镜市场的主要地位。最早的显微镜用于观察研究，之后慢慢应用于临床。1946 年，手术显微镜开始在美国使用。1972 年，手术显微镜进入中国。

医用显微镜主要应用于神经外科、眼科、五官科等这些更需要精细操作的学科。显微镜可以将人体组织，如神经血管等放大 5 ～ 10 倍，并且放大的范围可以根据手术医生的需求来调节。缝合像毛线针一样粗的血管，想要在肉眼下操作几乎是不可能完成的任务。但是在显微镜下，血管被放大了数 10 倍，看上去已经基本上和自来水管一样粗了，再加上外科医生灵巧的双手，就可以轻而易举地完成了。尽管人的眼睛的分辨率无法通过训练得到提升，但是只要有足够的耐心，外科医生的手就可以训练得无比灵活。

相应的显微手术器械也十分夸张。10 个 0 级别的缝线是什么概念？如果离开显微镜，把这样的针线放到你手上，不要说看不到，你甚至很难感觉到有东西在你的手上。

记得第一次在显微镜下操作，我看到了一双剧烈抖动的手，这是因为显微镜将我的手放大了 10 倍。尽管如此，显微器械在久经沙场的外科医生手中，还是可以比一般人拿筷子都稳。

有了显微镜这个“武器”，外科医生变得“无所不能”。在用了显微器械的外科医生的眼里，神经血管就像水管一样粗，肿瘤就像房间里的冰箱一样大。本来像从大米里挑沙子的外科手术，就变成了从房间里搬冰箱，难度大大降低。

烧焦了就不会出血了

外科手术需要切开患者的组织，必然会带来出血。虽然显微镜可以把血管放大很多，但是有些血管和病变生在一起，或者挡在医生的目标面前。想要前进，就必须切断这些血管。人体中还有许多毛细血管，它们可谓是无所不在，避无可避。血管一旦被切断，必然带来出血，视野里一片鲜红，手术也就无法继续了。

那么如何控制手术的出血情况呢？在古代，外科止血是非常粗暴的，全世界在战场上紧急处理断肢伤口的方法都差不多，就是灼烧断肢部位周围的肌肉以止血并防止感染。战场上的士兵手脚断了，只能用牙齿咬着毛巾，再用烧红的烙铁在患处猛地烫下去。这种方法虽然止住了血，但也让人皮开肉绽，很多伤员当即晕厥。

而如今，高频电刀早已经在外科手术中普及。自从1920年美国博维公司（BOVIE）发明高频电刀以来，这种工具已经应用了近百年。这是一种取代机械手术刀进行组织切割的电外科器械，它长得其实不像刀，更像一支笔。

高频电刀的电极尖端可以产生高频高压，电流与肌体接触时可以对组织进行加热，实现对肌体组织的分离和凝固，从而在切割的同时达到止血的目的。它就像一个精确的“电烙铁”，在分离组织和切割血管的时候，血还没来得及淌出来，血管的断段就被烧焦闭合了。

其实，高频电刀还不够精确，外科医生需要更精确的止血器械，于是双极电凝器出现了。它从表面上看像一个镊子，电凝作用只产生于镊尖夹持的部位，而镊尖外的组织几乎不受影响，这样它就可以做到精确止血，并且保证其他的组织不会被烧焦。

随着肿瘤手术的发展，外科医生面前又出现了难题。肿瘤内部血供丰富，很多时候就像一坨烂肉，正常组织和血管的结构完全被破坏，再厉害的外科医生也找不到下刀的位置，止血更是无从下手，直到超声吸引刀的诞生。

超声吸引刀与太阳灶聚焦阳光在焦点处以产生巨大能量的原理类似，它将体外低能量超声波聚焦于体内靶区，在肿瘤内产生瞬态高温、空化、机械作用等生物学效应，从而杀死靶区内的肿瘤细胞。肿瘤血管瞬间超声乳化，变成脓水，然后医生就可以用配有的吸引装置把这些脓水吸出来。有了这个“神器”，再难对付的肿瘤也可以做到几乎不出血。

外科手术中的“倒车雷达”

曾经麻醉医师是手术室里最辛苦的职业。由于没有监测手术的仪器，麻醉医师在手术期间的日常就是时刻摸着患者的脉搏，数着患者的呼吸，5 分钟量一次血压，10 分钟测一次体温。一台几个小时的手术下来，几个麻醉医师早已苦不堪言。

而现在，最基层的医院都配备了麻醉机。这种机器不仅可以管控患者的呼吸，心率、血压、脉搏等情况也都会实时显示，以便麻醉医师实时控制。因此，麻醉医师从繁重的机械劳动中解放了出来。

除了麻醉监护，更厉害的是神经监护。很多人都知道，大脑是人体的“司令部”，而脊髓是信号的“高速公路”。大脑和脊髓的手术一旦损伤到神经，就会造成患者运动功能受损（强直、痉挛或者瘫痪）或感觉功能受损（失去感觉或者疼痛难忍）。如何确保手术安全，外科医生又有了新的技术，那就是神经电生理监控。

简单地说，神经电生理监控就是将仪器的电极插入患者神经的支配区域。比如可能损伤下肢运动和肛门排便的脊髓手术，电极就插在下肢肌肉和肛门肌肉附近，一旦神经受到影响，另外一边的电脑屏幕就会出现巨大的波形变化，并且伴随着报警，监测人员就立刻提醒手术医生需要改变手术位置。大脑的手术也是一样，几乎所有的神经都可以监测。这样的监测系统好比汽车的倒车雷达，在车辆快要撞墙的时候及时报警，让手术的安全性得到进一步加强。

开刀也能用导航

在大脑手术中，有一种更加精确的定位系统——神经导航。它以磁共振、CT 等医学影像数据为基础，在电脑上显示出一个三维可视的“虚拟人脑”。医生手中的探针指向哪里，是否已经到达肿瘤边缘，前面是不是重要组织，都可以在显示器上看到。刚才说到的监测系统如同倒车雷达，那么神经导航系统就真的像行车导航一样。

手术前给患者拍的片子相当于离线地图，手术器械相当于我们驾驶的汽车。将 GPS 技术应用在三维空间，把手术器械放在患者大脑的任何位置，都可以像车载导航一样显示在离线地图上。

有了导航，切除肿瘤也开始变得像驾驶汽车一样简单。就像我们开车去公园，只要输入公园的地址，导航就会告诉我们怎么去，不要跑错了地方，不要撞上墙，不要掉到河里。换到人脑上，手术器械移动的每一步都有地图可循，你只需要准确地到达肿瘤部位，不要碰到重要的神经、血管，不要走错了地方。自动驾驶已经成为现实，自动切除肿瘤其实也并非没有可能。

导航系统可以让一个游客在陌生的城市里不会迷路，只要他知道交通规则；神经导航系统也可以让医生在每个不同的人脑中不迷路，只要他了解人脑的解剖规则。虽然目前的神经导航系统还不能解决一切问题，有些问题依然需要医生进一步判断，但是很明显，它能让一个新手医生以最快的速度成长为经验丰富的医生。

机器会取代人类医生吗

其实科技远不止如此，脑功能成像、手术机器人、血管内技术……科技每一天都在突飞猛进地发展。刚才说的这些其实已经算不上“黑科技”了，都是已经成熟地服务于国内外患者的技术。

有的人对科技发展颇感担忧。科技的发展是否会让医生失去看病的能力?我们是否要去重新审视医学的发展，或者和机器较量一下找到自己的存在感?

其实，这样的担忧完全没有必要。人类可以发明机器和使用机器，但永远别去想和机器比赛，玩什么“人机大战”。机器的内存可以不断地补充优化，机器不会遗忘，不会疲劳，也没有储存的极限，无数代人的经验都可以输入一台计算机内，而人的能力即使从出生开始积累，也只能随着生命的结束而清零。人机比赛，人类哪里有胜算呢?

我们无法训练出更优秀的外科医生，因为一个人的时间和精力非常有限，超长的训练时间并不划算，况且外科医生的成长其实需要以许多患者的健康作为代价。但是，我们可以训练出更加先进的系统，让外科手术变得像开车一样简单。手术机器人是未来的发展方向，就像当今正在火热研发的自动驾驶技术一样。司机只需要输入目的地，车就可以准确抵达；而未来的外科医生可能只需要选择手术靶区域，点击切除键，手术机器人完全有潜力做到不差毫厘。

外科手术变得越来越安全，医生的工作也变得越来越简单。我们都相信技术可以改变世界，而算法的革命让下一次的科技革命备受期待。让科学技术为人类服务，这不就是医学的意义所在吗?

21
住院手术全流程详解

1. 对于第一次住院的人来说，搞清楚流程很重要！
2. 住院后的第一件事就是记住自己的床位医生和护士，不是所有穿白大褂的人都了解你的病情。
3. 住院了就安心休养。身体只有一个，生命只有一次。

Dr. X 说

随着医学技术的发展，几乎每个人的一生中都要做几次手术，无论是阑尾炎、胆结石、剖宫产、椎间盘突出，还是相对严重的各个系统的疾病。

一提到住院，大部分人往往一头雾水。跑窗口、办手续、排长队就够复杂耗时的了，由于对住院流程不了解，患者有时还会处处碰壁，病还没好就生了一肚子气。想要更高效、更省力地住院吗？下面这份住院手术全流程详解可以帮到你。

什么时候去住院

住院之旅从一张住院证开始。医生给你开了住院证，也不一定就意味着你要立刻去住院，毕竟住院做手术不是小事。而且办理了住院手续之后，大部分医院规定不允许患者自行离院回家，比如在等待手术的时候，患者想回家洗个澡、睡个觉、吃个饭，都是不允许的。因此，你首先需要处理好手头的各种事情，再来办理住院手续。

在住院前，你还可以根据自己的情况，打电话向当地医疗保险部门咨询一下。有些疾病属于当地医疗保险的重大疾病或者特殊病种，可以享受非常大的报销力度。

如果你要住院的医院是知名的大医院，床位可能会非常紧张，你有可能不能立刻住上院。你需要先把信息登记在病区的护士那里，然后开始等床位。特别是在北京、上海的大医院，人满为患，有些甚至要等上几周，甚至几个月。当然，如果等不及，你也可以选择去一家人少一些的医院。等护士通知你的时候，你就可以准备住院了。

住院第一天

特别要注意的是，办理住院手续的时间不要太早，到达病房的时间最好是当天下午 3 点。这和很多宾馆办理入住的时间是差不多的。早上前面床位要出院的患者还在收拾东西，之后医务人员需要更换床单和消毒。如果你来得太早，也只能干等着。

住院时需要带上你的身份证和医保卡。不过医保卡忘记带也没有关系，因为出院之前都是可以补办医保的，这一点不用担心。

生活用品也要带全，主要是洗漱用品、吃饭的餐具等。一般医院都会允许有一名家属陪床，根据手术情况不同，陪你住院的人也要带好这些东西。即使你做的不是大手术，能走能跑，但在住院期间你需要做各种检查，一个人还是很困难的。

有的医院提供陪护床，你可能只需要自带一些床上用品。如果没有陪护床，你可能需要买或者租一张折叠床。陪护人员是不允许躺在病床上的。

办理好住院手续后，你的床位护士会对你进行简单的评估，如测量身高、体重、血压等，如果你的指甲太长，还会让你剪指甲。然后你需要填写一些基本信息，护士也会告诉你病房打饭、接水、晾晒、洗澡的地方在哪里，还有一些住院的注意事项。

之后会有一位医生和你见面。如果他详细询问你的情况，那他就是床位医生，你一定要认识他，因为未来和你打交道最多的就是这位医生。如果他只是简单地询问你的情况，那他可能就是当天的值班医生，一般只会针对你现有的情况做一些简单的处理。无论是哪位医生接诊，他们都会为你开具一些第二天需要做的常规检查。这些检查一般包括胸片、心电图、血常规、血生化、尿常规、凝血象和免疫检查等。

- 胸片：检查你有没有肺部感染。如果有感冒、咳嗽的症状，你是不能做手术的。
- 心电图：检查你的心脏有没有明显的问题、心脏功能是否对手术耐受。
- 血常规和血生化：反映你基本的血液指标。血小板低或者严重贫血的患者不能手术。如果你有肝功能异常、电解质紊乱等问题，也需要在手术前处理解决。
- 凝血象：如果你的凝血功能不行，手术切开后出血会止不住，也不能做手术。
- 免疫检查：包括乙肝五项检测，以及艾滋病、梅毒等检测，如果你携带有这些疾病病毒，手术室的医生和其他患者都要采取一些防护措施。

住院的第一天，时间会过得非常快，你稍微熟悉一下病房的环境就到晚上了。在这个陌生的环境里，你可能会有些紧张，又有些担忧，甚至看到别的患者在手术后会伤口疼痛，还有些害怕。不过建议你还是赶紧睡觉吧，因为住院的第二天将会忙碌起来。

住院后几天

第二天早上大约6点多，当你还在睡眼惺忪的时候，护士就会来抽血。然后你就可以起来吃早饭了。一般医院都有餐厅，但你也可以打听好医院附近有哪些好吃又健康的外卖，因为手术之后的几天你可能胃口都不会很好。

这时候你的手上可能有几张昨天给你的检查单，如心电图、胸片等。但这时候千万不要着急去做检查，因为在早上8点多的时候，你的床位医生会来查房。

这是你看过门诊之后第一次和主任、各级医生见面。也许门诊的医生看过太多患者，有点不记得你了。这时候主任会再次回顾你的病情，进一步开具一些必要的检查。后面有一个拿着小本子记录的人，这就是你的床位医生。查房的时候一定要认识自己的床位医生和床位主任，他们是对你病情最了解的人，也是你的治疗方案的制定者。如果你有什么问题，一定要在查房的时候提出来，因为之后很可能就找不到医生了。

医生查完房之后你就可以去做检查了。记得要问一下检查的结果什么时候取及怎么取，是有人送到病房，还是需要自己去拿，了解这些可以避免后面的麻烦。

后面几天可能相对比较清闲，一般是预约各种检查，等待检查结果出来。如果有不正常的检查结果，医生会根据情况对症下药，为你调理病情，之后再复查相关指标。如果你的病情相对复杂，所在科室的医生还要根据这些资料进行全科室的讨论，最终得出一个最佳的治疗方案。

如果你在知名的大医院住院，常常需要等到检查做完了才能住院。但因为需要手术的患者太多，你还得再排队。在你已经等得百无聊赖的某一天早上，主任在无数次路过你病房的时候，突然说了一句“明天就排他吧”。恭喜你，明天你就要手术了。

这一天，你又开始变得忙碌起来。医生会和家属谈话，请患者和家属签一大堆知情同意书。在欧美国家，医生常常只与患者单独沟通，是否把病情透露给家属是患者自主选择的权利。但在中国，亲情关系重，人们又没有那么看重隐私，还有从减轻患者心理负担的角度考虑，医生和家属的沟通常常超过了与患者本人的沟通。因此，在手术前一天，患者最好有一两个直系亲属一直留在病房。父母、子女、配偶为主，兄弟姐妹次之，至于其他亲属，我们一般不建议来。

术前谈话会告知家属手术的必要性、操作过程、术后的预期效果、手术风险等事项。随着近年来医患关系的紧张，手术风险这一项越来越被重视。之后，麻醉医师也会到病房来进行术前访视，与患者和家属见上一面，和家属沟通麻醉的风险，并对患者进行术前评估。

还有一些更加具体的工作，常常交给护士。为了方便手术操作，护士会对患者进行必要的处理。比如备皮，就是把手术区域表皮的毛发剃掉，脑部手术就剃头发，胸部手术就剃胸毛，下腹部手术就剃阴毛。

有些腹部手术需要患者进行胃肠道准备，就是吃泻药拉肚子拉到都是清水为止。这是为了防止术中肠漏，粪便污染腹腔。

如果是全麻手术，在手术前一晚的 10 点之后，患者一般就不能再吃东西了。如果你因为紧张开始失眠、焦虑，可以让值班医生给你一片安眠药。

手术当天

如果你的手术是当天的首台手术，一般早上 7 点之前你就会被推入手术室，进行手术前最后的准备。如果不是首台手术，你可能要在病房里继续等待。这时候还不能吃东西，护士会给你输液，以维持身体的能量。

等进手术室的过程中，家人会陪着你，但是一旦你进了手术室的大门，里面就只有穿着蓝色或者绿色手术衣的医生和护士了。你刚被推进手术室时，里面是护士和麻醉医师。麻醉医师你可能昨天见过，但是因为大家都戴着口罩和帽子，你可能已经认不出他了。

护士会让你躺在一张很窄的床上，这就是手术床了。为什么床不能设计得宽一点？因为如果手术床太宽，医生操作时就要探着身子，动作不方便。不过你也不用担心会摔下来，因为手术的时候你会被“五花大绑”。之后护士会脱光你的衣服，这个过程也可能在麻醉之后。不过别害羞，上了这张床，你在医生、护士眼里是没有任何社会属性的。

比较常见的两种麻醉是腰麻和全麻。腰部以下的手术，如剖宫产，可以用腰麻，也就是蛛网膜下腔麻醉。这种麻醉只有腰部以下会失去知觉，意识还是清醒的。再往上就不能用这种麻醉了，因为它会抑制肺部的呼吸。

多数的大手术采取的是全麻。刚开始，麻醉医师会说“给你打个小针”，其实就是建立一条静脉通路，用来输液。然后他会罩一个氧气罩到你的口鼻部，让你数 10 下。此时，麻醉医师已经悄悄地通过刚才的静脉通路注入了静脉麻醉药。你的意志再坚定，也抵抗不住麻醉药物的作用。虽然你可能有点紧张，但是大部分人还没数到 10 就会失去知觉。因此，绝大多数的患者的记忆就停留在数到 4 或 5 的时候，后面就是有人喊名字叫醒你了，中间的记忆则“消失”了。但在你记忆“消失”的这段时间里，医生和护士们并没有闲着。

麻醉医师会进行气管插管。在静脉麻醉帮助你进入麻醉状态后，之后的麻醉通过气管输入的麻醉气体与静脉麻醉共同配合完成。这是因为静脉麻醉有一定的风险，可能会抑制你的呼吸，气管插管会保证氧气和麻醉气体同时吸入，消除了这一风险。

在比较大的手术中，麻醉医师会进行动脉穿刺，这样可以更精确地测量血压。一般会有两条输液通道，以保证各种药物可以畅通地输入你的体内。与此同时，医护人员会给你插尿管，因为在麻醉状态下你无法控制自己的膀胱括约肌。

手术医护人员的标准配置是：主刀医生 1 名、一助 1 名、二助 1 名、麻醉医师 1 名、器械护士 1 名、巡回护士 1 名。如果是更复杂的手术，助手和护士会更多一些。

手术快要结束的时候，麻醉医师就要开始缓慢停止麻醉药物的输入了。当手术结束后，你可能会慢慢地苏醒过来。这时候你听到的第一句话一般会是“手术结束了，睁开眼睛，大口喘气”。你会感觉非常疲倦，就像早上妈妈把你从被窝里拽起来的感觉差不多。

然后麻醉医师会拔管撤监护，这时候他不会立即撤退，而是和医护人员一起把你安全地送到麻醉复苏室。

手术结束

在麻醉复苏室里待上一会儿，你的意识就基本上清醒了。这时候你可以感觉到自己哪里做了手术，也可以感觉到自己插着尿管，甚至还有手术的引流管，手上扎着针。如果麻醉药物还在起作用，你依然感觉昏昏沉沉的，不妨就继续睡觉吧。

复苏室护士确认无误后，就会把你推出手术室。家属会在手术室门口等你，冲上来嘘寒问暖。这时候你的一个点头或微笑，就可以让他们把悬着的心放下来。

回到病房后，你一般要输很多液。有些是止疼的，有些是止血的，有些是预防感染的，更多的还是因为手术后不能立刻进食，你需要输液来补充一些能量。

负责任的手术医生，在当天手术结束之后，还会来查看一下你的情况。

手术后的当天晚上其实是比较难熬的。麻醉药物的效果已经退去，你开始感受到伤口的疼痛。但是不用太担心，这种疼痛会慢慢减轻的。如果你觉得疼痛过于严重，可以请值班医生给你用一些止疼的药物。

这一天最大的问题是吃饭。如果你做的不是胃肠道手术，就可以开始吃东西了。但是由于胃肠道空虚，你又刚刚经过手术，一定不能进补，鸡汤、鱼汤都要等几天，刚开始稀饭、米汤是最好的选择。

如果你做的是开腹或胃肠道手术，就要更麻烦一些。在开腹后几天，胃肠道不会像手术前那样正常蠕动，需要一个恢复过程，而排气正是恢复的表现。在排气之前，患者是不能吃东西的；如果是胃肠道手术，连水也不能喝。

如果手术后没有异常，那恭喜你进入了恢复期。根据恢复进度，医生会逐渐拔出你身上的各种管道，你也可以根据查房医师的指导，开始逐步下床活动了。

住院多久一般是根据各医院和科室的习惯来决定的，大部分手术患者拆线之后就可以出院了。头、面、颈部手术，患者 4 ～ 5 天后可出院；下腹部、会阴部手术，患者 6 ～ 7 天后可出院；胸部、上腹部、背部、臀部手术，患者 7 ～ 9 天后可出院；四肢手术，患者 10 ～ 12 天后可出院。

出院当天

出院的当天早上，医生查过房之后就会开始处理医嘱，书写你的“出院小结”，给你开具一些能带回家吃的药。这时候千万不要催促，因为医生大都要先处理好在院的患者，再去处理出院的患者，而且出院的患者也不是只有你一个。你就在病房等通知就好。大部分情况下，10 点以后医生才能为你处理好出院手续，这时候你再拿好材料去结账即可。

每个地方的医疗保险报销需要的材料可能会有些差异，这些都要提前咨询好。有些保险公司需要住院病历来进行报销，你需要在出院后的 1 ～ 2 周，在病历归档了之后再去医院的病案室复印，这时一般只需要携带身份证即可。

“出院小结”上的注意事项要认真看，开给你的药怎么吃、什么时候来复查等，都要做到心中有数。

出院的时候你可以记下科室的电话或者医生在网上办公平台上的联系方式。这样下次再有疑问的时候，你就可以直接联系医院和你的主刀医生了。但是没事的时候千万不要骚扰医生，要是你因为跟医生唠家常被“拉黑”了，可别怪我没提醒你哦。

相关知识延伸

首台手术真的好吗

首先简单科普一下，每个医生每个手术间每天需要安排很多台手术。第一台手术叫作“首台手术”，之后的都叫作“接台手术”。

对于时间比较长的手术，如颅脑手术，一天做 3 ～ 4 台算是比较多了；而普通外科手术、骨科手术、眼科手术，一天常常可以做 10 台以上。但是首台手术只有一台，其他的都是接台手术。那医院是如何安排首台手术和接台手术的呢？

1. 老人和小孩排在前面

对于大多数的手术，患者在做手术之前都需要禁食水至少 6 小时。一般无论你是第几台手术，医生都会要求你晚上 10 点之后不准吃东西。一上午不吃不喝，对于老人和小孩来说太难以坚持，因此将老人、孩子排在前面。

2. 清洁手术排在前面

手术切口分为一、二、三类：一类是清洁伤口，如甲状腺、乳腺、大脑、脊柱等手术的伤口都是相对无菌的；二类是可能污染的伤口，如胃肠道手术的伤口；三类是感染伤口，如脓肿的伤口等。

清洁的手术排在前面，污染的、脏的手术排在后面。所有手术做完之后，手术室要进行消毒灭菌。

3. 有传染病的患者排在后面

如果患者患有乙肝、丙肝、梅毒或者艾滋病等传染病，手术需要排在最后面，因为这些患者的血液和体液中存在病原体，有可能导致疾病传播。

那么首台手术到底好在哪里呢？

1. 医生精力更充沛

手术医生、麻醉医师、手术室护士都是在清晨时精力最充沛。如果中午或者晚上手术，医生相对会比较疲乏。尤其是在中午1～3点午睡时间开始的手术，或者是下午5～6点才开始的手术，医生做了一天手术，精力难免下降。

在晚上结束的手术，夜间出现风险的概率更大。手术的第一晚，陪护的家属也非常疲劳，患者如果有什么突发状况家属也不容易及时发现。

2. 人员配备更完整

工作日的上午，一般科室领导、经验丰富的主任都在医院，可以保证患者得到最及时的救治。

下午之后，麻醉医师和护士就会开始频繁地交接班，在交接班中也容易出现误差。血库、药房的工作效率也会不断下降。如果患者需要特别用血、用药，可能会延误。

患者在晚间回到病房，一般只有一个值班医生，主治医师、主任医师基本都不在。如果出现了严重的突发情况，他们必须从家里赶来，可能会延误最佳的救治时机。

3. 患者身体更有保障

前面也说到，中午和下午手术的患者需要从一早上就开始空腹。虽然会输入一些葡萄糖，但是整体来说，患者身体的代偿能力会下降。手术的时间还会受到之前手术的影响，比如之前的手术不顺利，你的等待时间就可能会相应地延长。

说了这么多，我再提供 4 个做手术的小建议：

1. 不要等到受不了了再去做手术

美国很早就有一项大规模多中心的研究，结论就是非计划手术、夜间手术、急诊手术风险大。

在生活中，很多人都存在许多健康隐患，比如龋齿、胆结石、疝气、椎间盘突出等问题。很多时候大家认为不着急，可以先拖一拖，等到犯病、忍不了了再去做手术。殊不知，这些急诊手术的效果和安全性都会大打折扣。

2. 谨慎选择节假日手术

有的人觉得平时工作忙，就利用放假时间去就诊、做手术。殊不知，医院的主任和教授们在周末和假期是不会来给你看病和做手术的，这时候大都是年轻医生在值班做手术。

3. 医生“轻伤不下火线”并不是负责任的体现

我们常常会看到这样的报道，医生发热了还在坚持上班，腿骨折了打着石膏坚持给你做手术。也许医生自己感觉不到，但其实这些因素都有可能成为手术的安全隐患。医生也是人，也会疲劳，也会有情绪，这些都会影响判断力。如果你的医生情绪很重，或者带病坚持工作，这时候你就需要考虑一下，这到底是不是好事了。

4. 太晚的手术可以主动要求停止

特别小的手术和门诊手术一般不会有太大的风险，晚一点也无所谓。但是比较大的肿瘤手术，如果到了下午 4 点还没有把你接去手术室，这时候你就可以考虑主动要求停止手术了。

当然，停止手术可能会让你多等待几天。但为了保障手术的安全，我觉得这个等待是可以接受的。

做首台手术的患者毕竟是少数，大部分患者都需要接受接台手术。医院也有责任确保每台手术都有足够的安全保障。

然而，从单个患者的角度来说，早上还是下午做手术，安全性并没有什么明显的差距。但是，如果把每年全世界做的几百万台手术拿来统计分析，就会得出首台手术的确更加安全的结论。

Part 4

看病之外：你了解的信息是科学的还是道听途说的

除了看病就医，生活中还有很多事情与我们的生活健康和质量相关。了解这些知识，消除观念中已形成的误区，全方位地参透健康的真意。

Part4

测一测

以下哪种疾病不是“传男不传女”的？

A 血友病。

B 红绿色盲。

C 秃顶。

D 唐氏综合征。

扫码下载“湛庐阅读”App，
搜索“学会看病”，
获取问题答案。

22
你会一直胖下去吗

1. 体重过重是近几十年来才出现的问题，人类能生存到现在靠的是“增肥”。
2. 太胖一定会带来健康隐患，如果节食和运动无法减肥，可以尝试药物和手术。
3. 当超重被当作一种疾病来研究时，未来人类想要控制体重就并非难事了。

Dr. X 说

肥胖会成为人类迈不过去的那道坎吗

人类自从诞生以来，除了要和外敌战斗，还要和自己的体重作战，一会儿需要维持体重，一会儿又得减轻体重。体重不仅仅是体重计上的数字，还是社会、审美、健康、医学、心理等多方面影响下的人类的生活。

“减肥是永恒的话题”这一句话本身就存在问题。至少它在几百年前绝不可能成立。人类在尚处于饥寒交迫状态的时候何谈减肥，那会儿只能维持体重，保存能量才是生命的主题。为什么人们总是戒不掉高热量食物？如果你想想祖先的饮食习惯，以及人类能发展至今的生存之道，就可以理解为什么甜食和油腻的食物对人类最有吸引力了。

在原始采集时代的人类社会中，高热量的食物永远供不应求。人类想吃甜食，只能吃某些熟透的水果，还不得不与更加高大强壮的猴子、猩猩进行争夺。这时候最好的办法就是一次性吃个饱。而在捕猎时代的人类社会中，能捕猎到动物更加难得。人类一旦猎杀到动物，又没有合适的储存方式，只能想尽办法把这些热量储存在体内。

后来人们可以自己种植作物了，就开始享受高热量的好处，并且一发不可收拾。土豆可以说是世界上最重要的主食之一，土豆的种植带来了人口的激增。土豆产量高、适应性强、富含淀粉。在中世纪的欧洲，一亩[①]土豆田和一头奶牛就可以养活一家人。

但是，像小麦和水稻这样的食物更加受欢迎，这是因为它们可以更快地升高血糖。它们不仅能更快地供给能量，还可以使能量更好地储存。维持体重的食物在早期被认为是更优质的食物。米饭可以快速地升高血糖，人们在吃下一大碗米饭后就可以更加迅速地投入劳作和战斗中。这可能也是大面积种植水稻的中华民族在封建时期盛极一时的原因之一。

维持体重，甚至增加体重，不仅仅能让人类在蛮荒时代更好地生存下去，还可以使人更容易生养，延续基因。正因为如此，唐代更是以胖为美。这样的以胖为美的风尚反映在整个社会形态上，就是恢宏壮丽的诗词和妖娆多姿的歌舞。胖也反映了上至君王下至百姓对富饶、丰腴的追求。

直到近几十年来，随着人类生产能力的进一步提高，食物基本上满足了全人类的要求，甚至在很多地方人们的营养开始过剩。肥胖才慢慢地和疾病联系起来，人们对体重的理解也开始转变。从人类历史上来看，这个转变不是循序渐进的，而是突然逆转的。就像体重对于女孩的意义一样，小时候都是胖乎乎的最可爱，可是突然到了某一天，它就变成了女孩子不爱听的“敏感词”。

---

① 非法定计量单位，1 亩 =666.67 平方米。

标准体重和超重

医学上对人体营养状况的评价标准有很多，体重就是一个最直观的指标。可以测量的上臂围、皮褶厚度，需要化验检查的白蛋白、前白蛋白，甚至转铁蛋白的水平及人体的氮平衡都可以反映一个人的营养状态。这也是我们说胖子未必就是营养状态好的原因。

最被大众广泛认可的体重指标是身体质量指数（Body Mass Index，BMI），简称为体质指数。这是一个用体重千克数除以身高米数的平方得出的数值，是目前国际上常用的衡量人体胖瘦程度及是否健康的标准。它主要用于统计，当我们需要比较和分析一个人的体重对于不同高度的人所带来的健康影响时，BMI 值是一个简单而可靠的指标，而 BMI 的理想指数是 18 ～ 24。

超重会引起一系列的健康问题。当体重过大的时候，体内脂肪囤积过多，首先受累的就是全身的血管，这些血管的内壁被脂肪覆盖，管腔变得僵硬和狭窄。于是，心脏就不得不增加收缩的力量，这样不仅容易造成高血压，而且提高了这些脆弱的血管破裂的风险。如果体重继续增长，心脏就会不堪重负。其他器官由于得不到足够的供血也会逐渐地衰弱，最后各种并发症就会造成患者死亡。心脑血管疾病是造成人类死亡的最重要因素之一，肥胖毫无疑问是其重要的推手。

那胖子和瘦子谁更长寿呢？有一种说法是体重稍大的人寿命更长，甚至有人说超过标准体重 10% ～ 20% 的人的死亡率最低。当过低或高于 30% 时，体重才容易导致疾病发生，影响寿命。

在过去的很长一段时间里，较胖的人都会更加长寿，原因就是他们的皮下脂肪层较厚，抗寒、抗病能力比常人强，更经得起疾病的“折磨”。而瘦人的抵抗力相对较弱，对环境的适应能力较差，特别是对流感、上呼吸道感染、肺炎等急性传染病免疫力低。医学研究还发现，如果女性从 50 岁时体重显著减轻，就很容易发生骨折，尤其是髋关节发生骨折的可能性大大提高。

现代社会的高能量饮食结构和科技进步带来的运动不足造成人们的体重普遍偏高，尤其对于城市人口来说，体重过轻是几乎不用担心的事情。“每逢佳节胖三斤”，高兴也吃，不高兴也吃，长胖容易减肥难，减肥成为我们这个时代永恒的话题。因此，除去生活贫困营养不良、长期遭受疾病折磨的人，大部分人的体重还是越轻越好。如果你是一个瘦子，还是保持下去吧。考虑增肥？你可能想多了。

药物减肥

或许你在影视剧上看到过几百千克的超重人士，这种程度的超重不仅给他们的生活带来巨大的麻烦，甚至还使他们离不开家，离不开床。他们胖到一站起来关节和骨骼就不堪重负，胖到即使躺在床上心脏也难以承受，以致呼吸困难。这种情况下，肥胖已经成为病态，需要进行医学干预。

尽管市面上的减肥药物比比皆是，但是大部分都是以促进肠蠕动和导泻为主的。

美国食品药品监督管理局唯一批准的减肥药物叫作奥利司他。这是一种长效的特异性胃肠道脂肪酶抑制剂，能阻止甘油三酯水解为可吸收的游离脂肪酸和单酰基甘油，使其不被吸收，从而减少热量摄入，控制体重。

简单来说，奥利司他可以抑制人体消化脂肪，也就是说脂肪被吃进肚子后也不能被吸收。但是奥利司他的药物说明书上也要求患者低脂饮食，因为消化不掉的脂肪会直接被排泄出来，那种每天拉肚子的感觉并不好受。而且药物仅仅抑制了一部分的脂肪吸收，也就是抵消了你吃的几口肥肉而已。如果身体继续摄入其他高热量食物，依然可以导致发胖。

抽脂减肥

对于药物都不能控制的肥胖患者，外科手术成为减肥的唯一办法。

抽脂手术已经应用了很长时间，原理是通过负压吸引的方法把身体某一部位多余的脂肪给吸出来，以达到局部迅速瘦体的目的。

有些抽脂手术是通过高频率的超声波来使脂肪团破碎，有些则是通过高频电场破坏脂肪团，还有一些是通过液体浓度差使脂肪自行破裂溶解，然后让一根导管从小切口进入皮下，利用负压吸引，让细胞碎片和被乳化的脂肪液体通过导管被吸出体外，效果很直观——满满的一瓶黄色脂肪。脂肪抽吸安全的方式是少量多次，如果一次未能达到理想效果，可以再次手术，予以进一步的抽吸。但脂肪抽吸治标不治本，虽然可能会达到一定的塑形作用，但如果不改变饮食结构，吸出来的脂肪很快就会被吃下的热量补充回来，甚至变得更胖。

缩胃减肥

如果说抽脂只能治标，那么治本的方法是什么呢？近年来开始广泛应用的缩胃手术就是一个很好的思路。

缩胃手术的方式有很多种，如胃绕道、胃束带及袖状胃切除手术。原理就是减小胃的容量，或者让胃的排空速度减慢。做了这种手术的患者，手术后最大的变化就是感觉吃两口就饱了，想多吃也吃不下。

其中胃束带手术属于可逆性手术，把胃用一个束带扎成葫芦状，食物只能填满前面的小葫芦，而食物通过葫芦中间的时候，不仅速度会很慢，而且患者本身也会有极大的饱胀感。等到成功改变了患者的饮食状态、让其减肥成功，或者患者不耐受这样的饱胀感，都可以选择抽出束带，让胃的形态恢复原状。

缩胃手术的好处是从源头上减少了患者的食量，副作用也相对较少。但是多年形成的饮食习惯常常难以改变，食物的诱惑也并没有减少，有些患者采取少吃多餐的方式依然难以控制体重，因为高油高脂的食物要不了多少就可以让人体重增加。虽然如此，还是推荐严重肥胖、严重的糖尿病患者去做缩胃手术，国内的很多医院都已经可以做这种手术了。

神经性厌食综合征

当然胖瘦不只与健康相关，更体现了年轻女性对于美的永恒追求。S 号的衣服、反手摸肚脐、A4 腰、锁骨放硬币，都成为现代女性坚持饿肚子的理由。但是有这样一部分人，正在遭受着低体重的折磨。我要说的不是食不果腹的难民，而是得了神经性厌食综合征的患者。

你也许看过美国的暴瘦名模，也许知道作家安妮宝贝《莲花》中的主人公，他们都患有神经性厌食综合征。这是一种心理疾病，患者每天在吃饭上受到百般折磨。

这种疾病的特征是强烈害怕体重增加，对体重和体形极度关注，盲目追求苗条，体重显著减轻，常伴有营养不良、代谢和内分泌紊乱等特征。神经性厌食往往和神经性贪食交替发生，是一种难以控制的心理问题。患者间歇性地暴饮暴食，然后由于心理敏感，担心体重变化，又往往采取抠吐的方法来弥补。严重的患者会因极度营养不良而出现恶病质状态、机体衰竭，从而危及生命。5% ～ 15% 的患者最后死于心脏并发症、多器官功能衰竭、继发感染、自杀等。

神经性厌食综合征的发病年龄及性别特征在国内外相仿，主要见于 13 ～ 20 岁的年轻女性，其发病的高峰为 13 ～ 14 岁、17 ～ 18 岁或 20 岁。或许大家觉得减肥不易，但是减肥过度引起的精神疾病也极度痛苦。有人说，食物是人类众多欲望中最容易被满足的一种。如果有一天醒来，你发现自己什么都不想吃了，这时候你该高兴还是悲哀呢？

瘦素

听到这个词，你可以联想到这是一个和体重密切相关的发现。没错，1994年，美国纽约洛克菲勒大学的教授杰弗里·弗里德曼（Jeffrey Friedman）和他的同事在《自然》杂志上发表了他们的研究成果——瘦素基因，这是一种由人体的脂肪组织产生的、能够抑制一个人胃口的、使人保持体形的神奇“减肥”分子。

瘦素在动物身上的实验取得了成功，剑桥大学的实验室同时证实了缺乏瘦素基因的患者出现了家族遗传性的肥胖。眼看着好像人类的肥胖状态就可以得到控制了。

1996年，重组瘦素蛋白用于肥胖症治疗的临床申请得到美国食品药品监督管理局的批准，瘦素蛋白正式进入人体试验。

1997年，165名健康人参与了临床试验，瘦素蛋白的安全性得到确认。但是两年后，负责瘦素药物研制的公司却没有得到令人满意的研究结果。人们看到，尽管肥胖症患者注射瘦素后确实出现了短时间内的体重下降，但是该效果很快就消失了，患者体重持续反弹，瘦素对减轻肥胖症及肥胖相关的并发症毫无作用。

瘦素可以减轻体重，但是为什么作为减肥药物开发却失败了呢？最近的一些研究揭示了其中的秘密。真正因为缺乏瘦素而肥胖的患者微乎其微，单纯性肥胖患者的病因其实是不健康的现代生活方式：摄食过量、摄入过度的高脂肪食物、运动减少。有些肥胖患者甚至出现了反馈性的瘦素升高，也就是说机体察觉到自己已经过胖，想要多分泌瘦素来控制体重，然而分泌再多的瘦素也都失去了效果。

这让医生们很快想到了2型糖尿病。患者体内的胰岛素的水平并不低，却出现了“胰岛素抵抗”现象，也就是说机体对胰岛素的反应已经不敏感了，正常剂量的胰岛素已经起不到控制血糖的效果了。这也是很多糖尿病多年患者需要超大剂量地注射胰岛素，同时还必须严格控制饮食才能稳定血糖的原因。

瘦素药物的暂时失败并不是故事的结局。毕竟人类开始认识到肥胖的危害，并且尝试控制体重也只有几十年的历史。这一点相比于其他疾病的研究还是非常短暂的。当科学家们把肥胖和糖尿病一样重视并且投入大量研究的时候，我们有理由相信，研发控制体重的药物应该不是难事。

众所周知，运动不足也是人类越长越胖的一个重要原因。虽然运动员通过科学的训练和饮食可以不断刷新各种体育项目的世界纪录，但是不可否认，现在整体人群对于运动能力的需求越来越少。科技改变了人类的生活方式，肥胖可以算是科技的副作用吧。

虽然如此，肥胖却没有我们想象的那么可怕，科技的发展让人类总是不缺乏提升自我解决问题的能力。比如人类失去了爬树的技能，却创造了飞机和火箭，达到了爬树远远达不到的高度；科技使人失去了消化生食的能力，却创造了无数神奇的烹饪方法，意想不到的美味远非生食可比。

纵观历史长河，肥胖问题或许在我们这个时代表现得很突出，但一定会被人类的智慧所化解。虽然我们还没有研发出神奇的减肥药物，但是看看各种减肥食谱和健身房里奔跑的身影，至少这两种方式可以让你把体重掌握在自己的手中。

23 现代医学如何帮你变美

1. 人们对外貌最关注的点是鼻子。
2. 不同时代人们对美的要求不同，过度追求整形要么后悔，要么上瘾。
3. 整形医生最厉害的不是技术，而是审美。什么样的鼻子配什么样的脸，一旦搞错了，再改起来就困难了。

Dr. X 说

“易”为改变，“容”即容颜，所谓易容之术便是改变人的容貌的技术。武侠小说中的易容术暗藏玄机，常常能化腐朽为神奇。《天龙八部》里的阿朱为了自己的爱人，易容改装而丢了性命；《琅琊榜》中的梅长苏为了解火寒毒在琅琊阁易筋换骨，完全变了一个人。琅琊阁好像就是现在的整形医院，而易筋换骨的技术则与如今的整形医学有着异曲同工之妙。现代科学创造了许多奇迹，易筋换骨之术也早已不是电视剧中的琅琊阁这样的神秘组织的专属技术，而是建立在世界整形外科学持续发展的基础上。

爱美是人的天性，除了父母给的容貌之外，人们想要做出容貌的改变唯有求助于整形医生。然而随着时代的发展，人们对于美的追求不断增强，也更加多元化，整形医学越来越受到关注。

许多原始部落在早期就有圆唇、拽耳垂、裹足、锉牙、文身的习俗，也就是说从原始社会人类就开始关注自身的外形，并且还提出了更高的要求。公元前 6 世纪左右，印度就有鼻再造与耳垂修复的记载；而中国古代的《晋书》上也有唇裂修复的记载，患者被称为“生而兔缺”，而治疗的方法是“割而补之”。

刑罚让人关注“鼻子”

对于容貌，人们最关心哪里呢？是水汪汪的大眼睛，还是性感迷人的双唇，又或者是俊朗的脸庞？

这些部位的重要性都没有超过鼻子，鼻子位于整个面部的中央，在人的外观中起着不可替代的作用。美容医生认为鼻子的形状决定了一个人整体的面容。尤其是亚洲人，无不羡慕欧美人挺拔的鼻梁，觉得那是时髦和气质的象征。

但是，最早的鼻子整形可不是垫鼻梁。最早关于活体重建整形的医学记录发现于古印度梵文中。梵文居然记载了鼻再造的过程，包括从面部切取皮肤，将适当尺寸的皮肤从原位搬移扭曲，再将其在新的位置上安置好并缝合。为了在康复过程保持呼吸道通畅，还需要在鼻孔里插入两条木质光滑的硬管。

结合当时的律法，这其实很好理解。在古印度，通奸的罪犯要被割去鼻子，因此一般人鼻子意外受伤，都希望尽快重建修复，生怕被误以为是受刑的结果。在古印度，鼻子的完好是道德品质良好的直接表现。

不可忽视的“表面工作”

你也许会认为，整形医学的快速发展是人类对美的无止境追求的结果。但事实并非如此，真正推动整形医学发展的最大动力是战争。

因为战争，无数面容、身体残缺的患者迫切需要恢复最基本的外形和功能。最早的大规模整形也是针对在战争中受到严重头、面部创伤的士兵。因此，看似“表面工作”的植皮术却是整形外科的基石所在，尤其对于烧伤患者的大面积植皮一度是医师的最大挑战。迄今为止，很多医院负责整形的学科都叫“烧伤整形科”。但是近年来，随着战争的减少、安全意识的增强，大面积的烧伤患者越来越少，这当然是一件幸事。

整形医生是皮肤转移和创造的魔术师，他们有许多让你意想不到的神奇方式。他们可以把其他地方的皮肤旋转拉过来修补缺损；他们可以设计出隐蔽的皮肤切口位置，让外表看上去更加美观；他们会从患者的屁股或大腿上取皮，修补脸部的大面积创伤；他们甚至可以把皮肤切成小块，进行点状的移植，让皮肤慢慢长大覆盖伤处；他们还有更厉害的一招，就是在皮肤底下植入球囊，慢慢地给球囊注水，让球囊上的皮肤慢慢撑大，为移植提供条件。

第一次看到头上顶着两个水球的患者时，我着实大吃一惊，同时又惊叹于医学家无与伦比的智慧。虽然患者经历了痛苦，但心中充满了希望。

随着现代文明的发展，特别是从 20 世纪 90 年代开始，人们对美的追求越来越高。乳房假体的植入，标志着整形科发展到一个新的高潮。现在整形外科越来越靠近美容，美容科也开始成为医学的独立分支。

神奇的换脸术

最近几年，换脸手术的报道把整形科推上了高峰。最早提出换脸的应该是 2003 年英国伦敦皇家自由医院（Royal Free Hospital），但是由于这个想法在当时太超前，这项手术被政府勒令终止了。政府要求先进行更多的科研，以解除医学及心理学上的风险疑虑。

没想到仅仅两年后，也就是2005年，法国就进行了全球首例换脸手术。这位患者受伤的经历十分离奇，她在服用安眠药睡着后，居然被自己养的狗咬掉了嘴唇、大半个鼻子和下巴。这次手术的效果十分理想，但是换脸的范围还相对较小，仅仅局限在鼻部以下。2009年，一位年轻女子在重大外伤后整个面部几乎都被毁坏了。而经过换脸手术后，她不仅获得了面容的改善，甚至恢复了部分嗅觉。

2015年，纽约大学医学中心宣称他们完成了世界上目前为止最复杂的换脸手术。患者是一名消防员，他在2001年救火时面部被严重烧伤，眼睑、嘴唇、耳朵、大部分鼻子、头发及眉毛都被烧毁了。这位患者手术前后的对比照片在网络上被广泛传阅，相信很多人都看到过。患者术前的面部只有一些小洞可供呼吸和进食，完全看不出任何器官。但由于手术过于复杂，不仅需要大量的金钱，还需要合适的供体和完备的手术计划，患者不得不以这样的面容生活了10余年。最终，在2015年11月，经过100多名医生、护士等工作人员长达26小时的艰苦奋战，这位消防员英雄终于浴火重生。

整容商业化的副作用

2000年以后，韩国引领了整容的风潮。美容专业自诞生之日起就是非必需的，所以一定要和商业紧密地联系在一起。特别是近几十年来，随着人们物质生活水平的提高，美容整形的广告在大街小巷随处可见，并且以前所未有的速度发展。

这里特别需要提到所谓的“整容成瘾”。这是一种对自身的外在形象极为挑剔而不断去整容的心理疾病。患者少则几十次，多则几百次地去做整容手术，只要交足手术费，想整哪里整哪里。

这也从另一个方面折射了整形外科的商业化。近年来提出的“微整形”，即打一针、照一下就能整形，来店就做，做完就走，成为吸引患者的一大利器。整形医学中已经有一部分业务越来越和化妆品生意同质化了。整形在商业化的道路上越走越远，不知是福是祸，但愿不要跑偏。有趣的是，在这个时代，化妆、PS 和美颜相机盛行，整形美容迎来了新的竞争对手。

24
哪种避孕方式既安全又有效

1. 最常见的避孕方法——戴避孕套；最彻底的避孕方法——结扎；最不靠谱的避孕方法——体外排精。
2. 避孕让人类的性爱不仅仅是为了传宗接代，还可以享受欢愉。
3. 人口被抑制的表现方式有主动和被动两种。主动抑制主要是道德的抑制，是人类自控力和预见性的体现；而被动抑制则起着决定性作用，如战争、瘟疫、贫困、饥荒等，都会使人类被动地缩短生命，恢复人口平衡。

Dr. X 说

中国能崛起的原因有很多，其中人口红利不可不提。人多既有优势也有劣势，就看你如何运用。而在人类医学史上，人们是如何控制人口的呢？

控制人口，主动还是被动

英国政治学家托马斯·罗伯特·马尔萨斯（Thomas Robert Malthus）在《人口原理》(*An Essay on the Principle of Population*）中阐述了自己的人口理论。马尔萨斯认为，动植物的生长繁衍会因为空间和资源的缺乏而受到抑制，人类的生长繁衍则会因为食物的缺乏而受到抑制。

人口被抑制的表现方式有主动和被动两种。主动抑制主要是道德的抑制，即考虑到无力承担家庭责任而不结婚、推迟结婚，当时并不支持避孕和堕胎。后来的新马尔萨斯主义主张用避孕的方法来控制人口增长，而马尔萨斯本人则以道德为依据不赞成使用避孕方法。而被动抑制则起着决定性作用，如战争、瘟疫、贫困、饥荒等，都会使人类被动地缩短生命，恢复人口平衡。以现代的人文主义观点来看，被动抑制人口的方式太不人道，远比避孕和堕胎残忍得多。

主动抑制却有许多好处，这也是人类自控力和预见性的体现。最直观的表现就是，美国的许多州在允许堕胎后，犯罪率急剧下降。那些有可能沦为流落街头的小混混的孩子，没有被生出来；没有那么多走投无路的单亲妈妈，女性不会因为无力抚养自己的孩子而陷入违法犯罪的万丈深渊；而这些孩子的父亲也不会因为惧怕承担责任而开始过上颠沛流离，甚至自暴自弃的生活；政府也可以省下为保障这些孩子最低生活水平所支付的一大笔费用。

两性之间的情欲是必然的，而且几乎会保持现状。生育本身是人类的本能，生儿育女、种族延续是任何生物不需要教学就能够完成的事。这是所有人口学家都认可的基础理论。但是，随着社会的发展，人们发现不是生得越多越好，把什么时候生、怎么生都掌握在自己的手里才是最佳的选择！

古代人如何避孕

最早，其实古代人并不能精准地了解人为什么会怀孕，但千百年的经验让他们基本知道怀孕是精液输入女性体内所致。于是，古代中国人把丝质油纸、破布团等塞入女性体内作为屏障，以阻隔精液进入。而古埃及人则将用树胶、椰子和蜂蜜浸湿的羊毛绵球置入女性体内，这样也能够防止女性怀孕。但是，这些方法显然都降低了性爱的舒适度，让原本性爱的快感大打折扣。

后来又有考证说，中国人用鱼膘来做避孕套，而西方人则爱用羊肠，这些东西的舒适度似乎提升了不少，也是现代避孕套的雏形。如此说来，现代的避孕工具也没有什么神奇的地方，就是最简单的物理方法被稍加改进并沿用至今。除了能够避孕之外，避孕套还有一个重要的作用，就是预防性传播疾病。15 世纪末，梅毒在欧洲肆虐，进一步推动了避孕套的改良和发展。

公元 17 世纪，英国国王查理二世的御医约瑟夫·康登（Joseph Condom）医师发明了接近于现代产品的男用避孕套。它的原材料是羊的盲肠，最佳产品的薄度可达 0.038 毫米（现在的乳胶避孕套一般为 0.030 毫米）。这在当时绝对是一件轰动全球的大事。康登医生也凭借这项发明获得了爵位，现在避孕套的英语就叫 Condom。虽然命名是一种荣耀，但是青年男女欲火中烧时，女性总是会让伴侣不要忘了戴上这个“英国老头”，听起来似乎有些尴尬。

节育器是历史最短的避孕工具。它的使用原理是，将节育器放置于育龄妇女的宫腔内，通过机械性刺激及化学物质的干扰，而达到避孕的目的。它不抑制排卵，不影响女性内分泌系统，因而避免了一般药物避孕的不良反应。这个发明居然是受到古代阿拉伯人和土耳其人在骆驼子宫内放入小石块，来避免骆驼在长途旅行中生育的启发。

第一位设计出用作人类避孕的宫内节育器的人是波兰医师理查德·里克特（Richard Richter），他于 1909 年以蚕肠线制成环形节育器，用带缺口的小棒送入女性宫腔。后来经过不断改良，才有了现在的节育环。放置宫内节育器，简称“上环”，一度是中国育龄期妇女最常选用的长效避孕措施，一个环在体内放置的时间可达十余年之久。

古代的宫斗剧说得也没错，“凉药”的确存在。古人发现将麝香等芳香开窍药物放在女人的肚脐上，能够惊动胎气，不但能起到避孕的功能，还能美容，用药之后肤如凝脂，肌香如蜜。这种药物也可以制成汤药，也就是所谓的“凉药”，具有避孕和堕胎的功效。古代青楼女子也靠这种药物保持容颜，同时避孕。

有史料记载，藏红花也是宫廷的避孕药物之一，如果皇帝不喜欢某个被宠幸的宫女，就会让太监用藏红花液给这个宫女清洗下身，这样可以将宫女体内的精液清洗干净。

避孕药物还可以治病

1827 年，科学家发现了卵子，即卵细胞的存在，这是一项重大的科学突破。在此之前，人们只知道精子进入女人体内后有时候会怀孕，有时候却不会，但并不知道受精和受精卵的概念。

这一发现是了解人类生殖学的第一步。怀孕的基本要求就是需要女性排卵，于是就有了安全期的避孕方法。同时，调节和控制女性排卵和受孕的方法也被提了出来。现在主流的避孕药物其实就是雌激素和孕激素，女性吃下这些激素后，身体以为体内含有这种激素的量已经足够了，于是就不再分泌，同时也不分泌受孕所需要的促卵泡刺激素和促黄体生成素了，因此卵泡不能成熟，也就不能怀孕。

在避孕药诞生的早期，雌激素和孕激素并不能人工合成。获取 1 毫克黄体酮，需要 2 500 头孕猪的卵巢。然而，女性想要长期避孕就必须坚持服用这些激素。由此可见，早期避孕药显然是一种贵族享用的奢侈品。

1955 年，商业化的口服避孕药第一次在一个有关内分泌的会议上亮相。1957 年，避孕药获批在市场上销售，但只用于治疗严重的月经失调。到了 1960 年，它才得以批准用于避孕。而现在的避孕药物，作用不仅仅是避孕，甚至可以用来治疗妇科疾病、调整月经周期等，造福广大育龄女性。

因此，避孕医学看似不起眼，但是如果没有它世界会怎样，简直无法想象。医学像以往一样，默默地为人类发展做出贡献，利万物而不争。

如果你看过好莱坞电影《复仇者联盟 3》，一定会被灭霸集齐 6 块宝石后弹一下手指消灭掉宇宙中一半生命的举动所震惊。当然，灭霸不是法西斯主义者，他的理念是不分高低贵贱、无差别地消灭一半人类，以解决资源不足的问题。这是一个有情怀的反派，表面上看他不是为了自己的荣华富贵，而是为了宇宙着想，但是他显然缺乏一些医学和人口学知识。他消灭了一半的生命，宇宙资源瞬间变得丰富了，如此一来，人们不用干活了，那就生孩子呗。如果不加以控制，用不了几年，人口数量就会恢复到原来的水平。解决资源紧张问题的方法并不需要那么残忍，灭霸只需要用他那无所不能的力量在宇宙中大力推行计划生育，难题可能就迎刃而解了。

25
遗传病是怎样按照性别来遗传的

1. 传男不传女的遗传病有秃顶、血友病、红绿色盲等。
2. 女性更长寿，男性出生率更高。
3. 男性和其祖先拥有同一条 Y 染色体。

Dr. X 说

当男人好还是女人好，这个问题好像是一个无解的哲学问题，但是生物学上已经有了一些有趣的答案。

性别的 6 个层次

生物中有许多物种可以划分成两个或两个以上的种类，我们称之为性别。包括人类在内的大型哺乳动物一般只有两个性别，有些生物也会有多种性别。人类的性别其实很复杂，远不止男女那么简单。有人把人类性别分为基因性别、染色体性别、性腺性别、生殖器性别、心理性别和社会性别 6 个层次。

1. 基因性别

基因性别指的是是否含有 SRY 基因，也就是雄性的性别决定基因，指 Y 染色体上具体决定生物雄性性别的基因片段。一般认为有 SRY 基因就是男性，没有就是女性。

2. 染色体性别

染色体性别指的是 Y 染色体。学过高中生物的人都知道，男性和女性在遗传学上的区别就是这一条染色体。人的染色体有 23 对（即 46 条），其中 22 对为常染色体，男性与女性一样。还有一对叫性染色体，女性的性染色体由两条相同的染色体组成，即 XX；男性的性染色体由一条 X 染色体和一条 Y 染色体组成，即 XY。也就是说，Y 染色体是决定男性性别的染色体。

在这里要特别说一下多了一条染色体的问题。

X- 三体：外貌女性，一般认为是女性多了一条 X 染色体。她们发展较迟缓，智力稍低，能正常生育，有时候不被发现有异常情况，甚至有的人是 XXXX 或 XXXXX。

XXY 三体：外貌男性，一般认为是男性多了一条 X 染色，患者身高较一般男性高，睾酮水平可能较低，睾丸发育不全，不能看到精子形成。患者常出现女性式的乳房，智力一般较差，无生育能力，甚至有的人是 XXXY 或 XXXXY。

XYY 三体：外貌男性，一般认为是男性多了一条 Y 染色体。他们有生育能力，睾酮水平较一般男性高，外表表征就是更男性化。有国外学者认为这条多出来的染色体有犯罪基因。因为他们脾气暴烈、好斗、进攻性强，有反社会行为，容易犯罪，包括性行为不当等犯罪。

3. 性腺性别

性腺性别主要指的是是否存在特异性的性腺。男性的性腺为睾丸组织，女性的性腺为卵巢组织。

4. 生殖器性别

人类的生殖器可以划分为内、外两部分。外生殖器：男性为阴茎、阴囊和睾丸，女性为阴蒂、阴唇和阴道；内生殖器：男性为精索、精囊和前列腺等，女性为子宫、输卵管和卵巢等。

你也许看见过这样的新闻，女孩十几岁了还不来月经，最后发现是男儿身。有些男性外生殖器发育不良，有时会被误认为女性生殖器。体检还会发现有些人同时拥有男女的部分内生殖器或者外生殖器。

5. 心理性别

心理性别一般指的是人对于自己性别的认定，这方面不仅会受到异常因素的影响，还和家庭教育有很大的关系。有些人从基因染色体包括性器官上都是妥妥的男性，但是一直有一颗“少女心”。性取向的不同也常常被认为是心理性别的混淆。一般认为，性别认定自 1 ～ 2 岁开始形成，3 ～ 5 岁时基本完成。如果儿时就出现性别认定倒错，长大以后很多人都会陷入困惑。有些人被认为是异装癖，还有很多人会通过变性的方法来达到性别的认同。

6. 社会性别

简单来说，社会性别就是身份证和户口簿上写的性别。无论你的基因、染色体、性腺或者心理上属于何种性别，在中国你的身份证上的性别只能被认定为两种，要么是男性，要么是女性，没有其他的选择。不管你对于自己的性别如何认定，男厕所和女厕所你总得选一个进吧？

先有女人还是先有男人

这要从染色体的来源来看，许多属于变温动物的脊椎动物是没有性染色体的，它们的性别由外界环境因素而不是个体基因型来决定。这种动物中的一部分（如爬行动物）的性别可能取决于孵化时的温度，其他则是雌雄同体的，即它们每个个体能同时产生雄性和雌性的配子。

最早的人也是没有性染色体的。有一种说法是，大约 1.8 亿年前，性别基因首次在哺乳动物体内出现。而男性的 Y 染色体比女性的 X 染色体要小 1/3，基因也要少很多，甚至参与蛋白质编码的功能基因不及 X 染色体的 1/10。但是，Y 染色体的核心基因是稳定的，并且功能强大，不仅仅是一种进化标记。随着时间的推移和环境对物种的选择，对雄性个体有利、对雌性个体有害（或没有明显作用）的基因在 Y 染色体上不断得到继承和发展，而 Y 染色体仍不断通过染色体易位来获得这些基因。近期甚至有研究报道这些基因可能存在抗癌作用，但男性吸烟导致的 Y 染色体丢失可能会造成罹患癌症的概率升高。

那么，是先有的男人还是先有的女人呢？有一种说法是，线粒体的基因只能由母亲继承，而智人最近的共同女性祖先在地球上出现的时间比最近的共同男性祖先要早得多。也许可以这样理解，原来世界上只有女性，后来从中突变出了男性的 Y 染色体，后来 Y 染色体逐步占据主动地位，慢慢地占据了一半的遗传空间。

父姓的来源

了解了 Y 染色体的遗传方式，有一个问题就迎刃而解了。也就是为什么古往今来孩子大都跟随父亲姓，而并非跟随承担更多抚养责任的母亲姓。甚至有人说，只有母亲才能确认孩子是自己的，父亲只要不去做亲子鉴定都不能确定孩子是否有自己的基因。那为什么孩子还得跟父亲姓呢？抛去社会历史因素不谈，这也并非偶然的，而是有基因基础的。因为 Y 染色体的单性别遗传，作为拥有 XY 的男性来说，他们的 Y 染色体都毫无疑问地来自父亲，而父亲的 Y 染色体则来自爷爷。一个家族的所有男性，他们的 Y 染色体都有自己的共同祖先，也就是说所有姓王的人（抛去历史原因的更名改姓），他们的 Y 染色体来源都相同。“五百年前是一家”，这句话就是因此而来。

反观 X 染色体，男性的 X 染色体一定来源于母亲，这自然不用说。但是母亲的两条X染色体，就没法知道哪条遗传自外公，哪条遗传自外婆了。也就是说，X染色体只要传两次就无法溯源了。即使在母系社会，孩子完全随母姓，依然无法溯源，生物学上的家族也就无从谈起了。

当一个婴儿的性别是女性的时候，她的基因型就注定无法考证，她没有遗传携带家族谱系的Y染色体，而X染色体的来源却无从知晓。那么儿子跟父亲姓就能保证Y染色体永久地遗传下去吗？发生以下两种情况它恐怕就遗传不下去了。

一种情况是假如每家只生一个孩子，一旦生了女孩，Y染色体就无法遗传下去了。古代中国人不具备孟德尔的遗传学知识，但是他们说“不孝有三，无后为大”。生存和繁衍历来就是人类生活的主旋律，如果你不能把基因遗传下去，从整个人类社会的遗传学角度来说，你就没有做出贡献。当然从整个人类生物学的角度来看，女性并非不能把基因遗传下去，只是不知道自己把基因遗传给了谁。比如，古代的公主也具有皇族血统，但是公主的孩子就没有。因为他们只有50%的概率遗传到皇帝的血统，加之当时又没有基因检测，所以统统失去了继承权。

另一种情况是“隔壁老王”贡献了基因，并且“做好事不留名”，丈夫却把他人的基因当成了自己的。一旦发生这样的事，也就造成了遗传的混乱。这也就是“戴绿帽子”一直被认为是奇耻大辱的原因。

染色体与遗传病

在这里要重点说一下X染色体隐性遗传病，这几乎是高中生物学计算题最常考的内容了。X染色体隐性遗传病是一种只有当一个人所有的X染色体都有带病基因时才会发生的疾病。因为男性只有一条X染色体，所以患上这些疾病的概率比女性高。若女性两条X染色体中的一条有带病基因，另一条就可以发挥作用，但可能也会有较轻微的症状出现。但男性的X染色体一旦出现问题，就一定会发病。

这些疾病也被认为是“传男不传女”的病，最有名的例子是血友病。

血友病曾经是欧洲皇室的“伤痛”，英国女王维多利亚在位 64 年，这一时期被称为维多利亚时代。她育有 9 个子女，子女们又诞下众多孙辈，可以说是人丁兴旺。为了保持皇室血统的纯正、各国关系友好、皇权不外传，英国国王和德国国王、法国国王、西班牙国王、俄国国王等都或多或少地通婚了。于是，整个欧洲皇室出现了“无法想象”的“瑕疵”。

这些本应该提刀驾马闯天下的皇室男儿，不但身体一碰就非常容易出血，而且出血后血液极不容易凝固，往往血流不止。在当时的医学条件下，医学界还不知道这种疾病，很多皇室子孙都长不到成年就早早夭折，大多数在玩耍的时候摔了一跤就死了。能长大的皇室男子都被严密保护在家里，足不出户。皇储出门时，居然要套上沉重的铁支架来防止碰撞。即使这样，还是有许多皇室男性会因摔了膝盖而死亡、在家里待着就脑出血死亡。这成为欧洲皇室多年的梦魇，简直如同上天的邪恶诅咒一般。

血友病的原因是人的血液中缺乏一种重要的凝血因子——抗血友病球蛋白。这种疾病属于遗传性的出血疾病，而且致病基因通常由母亲携带，但女性不会发病。这种疾病是典型的性联隐性遗传，男性会显性发病，成为血友病患者，而女性则为终身血友病基因的携带者，但不会出现出血症状。

从遗传学角度来看，血友病只会发生在男性身上，女性的发病率很低。只有在父亲为血友病患者、母亲为血友病基因携带者的情况下，他们所生的女儿才有可能是血友病患者。

类似于这种“传男不传女”的疾病还有不少，比如：

1. 红绿色盲

据调查，中国男性色盲的患病率在 75/1 000，女性仅有 0.5/1 000。红绿色盲是 X 染色体隐性遗传疾病，男性只有一条 X 染色体，若是携带色盲基因就会患色盲；而女性有两条 X 染色体，只有出现一对致病的等位基因时才会患病。在考驾照的时候，色盲就会成为影响因素。如果你色盲不严重，只是色弱倒还好，完全色盲的话，在申领驾照的时候就会遇到困难，在一些需要精确操作的职业中也会受到严重影响。

2. 蚕豆病

这种病的名字很特别，也是一种罕见病。这种疾病 3 岁以下的患者占 70%，男性占 90%，表现为患者在食用蚕豆及相关豆制品的时候，会因为身体缺少酶而破坏体内红细胞的稳定性，导致急性血管内溶血性贫血。如果不及时纠正贫血、缺氧和电解质平衡失调，这种病可以致死。

其实蚕豆病是一种 6- 磷酸葡萄糖脱氢酶缺乏所导致的疾病，最明显的表现就是蚕豆过敏，包括蚕豆花粉等相关产品，患者终身都不能接触。这也是遗传病，如果父母有，儿子患有这种疾病的风险就非常大。

3. 秃顶

秃顶这个问题再常见不过了，许多男性还不到 40 岁发际线就开始后移，不管用什么药，效果都不理想，只得用周围所剩无几的头发遮挡头顶的一片空白。秃顶也是“传男不传女”的疾病，在男性身上是显性遗传，在女性身上是隐性遗传。秃顶的遗传基因很强大，如果你是男性，父亲是秃顶，那么你几乎一定会秃顶。如果你的外公是秃顶，那你也有 1/4 的概率会秃顶。但是对于女性来说，只有父母都有秃顶基因的时候，你才有可能秃顶。正因为如此，很少有女性是秃顶，更几乎没有全秃的。

易性病和变性手术

认为自己是另外一种性别的情况被称为“易性病”或者“异性癖”。

异性病男女都可见，以男性较多，男女比例约为 3 : 1。患者通常在 3 岁时萌发，青春期时心理逆变，持续地感受到自身生物学性别与心理性别之间的矛盾或不协调，深信自己是另一种性别的人，强烈地要求改变自身的性解剖结构，为此要求做变性手术以达到内心的认同。在变性要求得不到满足时，患者常因内心冲突而极度痛苦，甚至自残、自戕。虽然异性病的原因不清，但是现代医学认为其多和环境、心理等因素相关，并没有性染色体的改变。

这类患者常常有强烈的变性手术要求，但是在许多国家变性手术会涉及许多社会和伦理问题，因此做出这个决定需要慎重。我国临床上也对变性手术制定了严格的手续和制度：

- 患者在手术前必须解决和考虑许多复杂的社会问题，如手术后的工作、生活、经济来源、家庭组成、社会舆论等。
- 手术前要先有一个适应过程，在日常生活中试行异性行为及角色1～2年。
- 手术前必须具备下列各项证明：①公安部门证明，应取得公安部门的理解和认可，手术后户口簿中的性别和居民身份证明要予以更换；②个人申请，包括经历、病史、家庭情况、手术要求和决心；③精神病院证明，以排除精神疾病；④父母和兄弟姐妹的证明，以求得手术后家庭成员的理解和认可；⑤工作单位证明、手术后工作安排及经济来源；⑥乡政府和居委会证明，以取得社会的认可和理解；⑦已婚者必须解决好配偶问题并出具法院证明；⑧医疗费用的筹备及手术后生活保障措施。
- 对上述各项证明应认真审核。诊断明确、条件完全具备后，经有关部门审定，患者才能决定是否施行变性手术。

女性真的会长寿吗

两性之间的差异，先由染色体决定一部分，再由环境决定剩下的一部分。《柳叶刀》上曾经发表了一篇关于全球自杀人数的大数据分析。每10万人中的自杀比例，男性自杀的概率远高于女性。“男儿有泪不轻弹”的思想让他们背上了沉重的心理包袱，并严重损害了健康。然而这一点在中国是例外，中国男性和女性的自杀率几乎相当，这也似乎体现了中国男女平等的水平。男性似乎可以坦然接受在经济和情感上依附强大的中国女人。

同时，男性也被认为缺少健康意识和自律能力，小病不当回事便熬成了大病。吸烟也成了男性寿命明显缩短的重要因素。每日在饭局上觥筹交错的大都是男性，无论是酒精、高脂饮食还是熬夜都是疾病的元凶。此外，男性多暴露于意外伤害，据统计，男性更多地从事一些危险工作，也是疲劳驾驶和高速驾驶的常客。看着我们创伤病房里住满的男性伤者，意外伤害的危险因素可见一斑。

不得不说，现代社会中的大部分男性似乎承担了更多的社会责任，为此也牺牲了一部分个人健康。

出生人口性别不是五五开

很多人认为生男生女的概率都是50%，其实不然，生男孩的比例更高。联合国明确认定了出生性别比的通常值域为102～107，也就是说每100个女孩出生，就需要102～107个男孩出生，其他值域则被视为异常。原因很简单，男孩先天夭折率高，寿命又短，为了保证人类历史上性别的相对平均，就需要用更高的出生率来维持。

近些年来，许多亚洲国家和地区的总体生育率在下降，但传统的婚姻生育文化、性别歧视等观念还存在，所以出生性别比不断升高。从20世纪80年代开始，我国的出生人口性别比最高达到了118左右。不仅是中国，印度、越南、韩国同样如此。有报道称，印度好几个邦的出生性别比达到了120，韩国及我国的香港地区和台湾地区都超过了110。

后来中国开始重点打击“两非”，也就是“非医学需要的胎儿性别鉴定和选择性别的人工终止妊娠行为”专项行动。再加上近年来人们观念的改变，性别比例开始反转。曾经有报道称，在适龄婚配的青年中，男性多出了3 000万，也就是说可能会多出3 000万个“单身狗”。有人担忧，性别比例失衡会产生重大的社会问题。但其实这样的担忧是多余的。第二次世界大战后的1950年，苏联和德国的总人口性别比分别只有79.88和81，但也并未出现妇女无夫可嫁及由男女失衡导致的社会问题。

如果说现在中国社会的男女比例失衡真的有什么问题，那就是女性变得更具有选择权和主动权了。如果10个女性和11个男性进行配对，就有一个男性会发现自己是那个“多余的人”；但如果进行配对的是10万个女性和11万个男性，那多出来的1万男性完全感受不到人口比例不均，而只能感受到自己的竞争力太差。性别失衡带来的是男性追求女性的成本升高，类似于物资短缺引起的价格上涨。从宏观上说，我们社会的每一个适龄男性都在隐形地为这种失衡付出代价，每一个人都支付了更高的成本来赢取女性的欢心，而不是只有这3 000万男性“单身狗”。

26 传统养生可以信几分

1. 古代中国人有一种朴素的科学精神，传统养生方法虽然没有理论支持，但足以指导生活。比如，喝热水其实就是为了喝杀过菌的水，坐月子是为了不让产妇下田劳作从而引发感染，食物相克更多的是为了让人们控制这两种食物的摄入量。
2. 医学也是如此，无论是传统方法还是新式方法，中国方法还是外国方法，只要行之有效，就是好方法。

Dr. X说

不知道从什么时候开始，朋友圈的养生观念突然分成了两派，一派坚信千百年来流传下来的传统养生观念必有道理，一派坚信现代医学方法可以去伪存真。这两派争论的重点无非就那么几个，下面我们就来聊聊这些话题。

喝热水还是凉水好

我们关于喝水的传统观念是“喝热水养胃，喝凉水伤胃”。吃饭也是，吃冷的东西不好，趁热吃才健康。孩子感冒了，更不能喝凉水，吃冰棍儿更是会让病情雪上加霜。

曾经在美国有一个“难以下咽的食物”的评选，令人意想不到的是，温水居然名列前茅。欧美乃至日韩的餐厅大都只有冰水，如果你点一杯冰咖啡，很多地方的操作是先把冰块装满整个杯子，然后再倒咖啡。感冒嗓子肿了，医生建议吃冰棍儿降温消肿；产妇生完孩子，出了很多汗，会马上来一大杯冰水解渴。这些行为在多数中国的老人心中都是不被理解和允许的举动。因此，微波炉早已成为中国家庭的常备电器，但在欧美家庭却很罕见。

那么为什么会有这样的差异呢？中西方人的体质不同吗？很多中国留学生和移民在西方国家不得不喝冰水，之后身体也没有出现问题，这是为什么呢？

其实答案并不复杂。在过去，因习惯和卫生意识不够，大家“吃喝拉撒”可以说是都在河里。当时人们会直接从井里、河里打水喝。《西游记》里就有这样一个场景，八戒看到河水马上就冲过去喝了个大饱，再用水袋装回去给师父喝。许多近现代的抗日剧里也有很多这样的场景，农民挑了一担水，回家灌到缸里，渴了就拿瓢直接舀来喝。那时候条件有限，只有大户人家或者泡茶的时候，人们才能有热水喝。开水作为高温消毒过的水，卫生条件大大改善。后来虽然人们有条件喝热水了，但是一般人还是不知道“杀毒”“细菌”这些观念，觉得开水和凉水差不多。

新中国成立后，国家意识到了这个问题，便想了一个简单但是效果非常好的办法，就是推广爱国卫生运动，其中很重要的一条就是“不喝生水和凉水”。“喝热水”这个宣传虽然简单直接，但是效果非常好，大大改善了中国人的健康水平，免除了很多消化道疾病的传播，使得中国人均寿命大幅提高。

喝热水并不是中国千百年来的传统，而是新中国成立后大力宣传的健康观念。因此，养胃不养胃，纯属无稽之谈。

对于饮水卫生方面，欧洲人很早就意识到了这个问题。他们知道河里的水不卫生，于是选择喝酒，贵族们几乎每日以酒代水。酒经过粮食酿造发酵，比生水更加卫生。但是欧美人却从来没有一场像我们这样的爱国卫生运动，也没有普及喝热水的“好处”，于是他们至今仍保持着喝凉水或者冰水的习惯。一杯温乎乎的温水被欧美人评为最难以下咽的食物之一。

话说回来，如今的卫生条件大大改善，不管是凉水还是热水，矿泉水还是直饮水，水的卫生条件都完全没有问题。现在再说喝凉水还是热水，就是个人喜好问题了。习惯喝热水就喝热水，习惯喝冰水就喝冰水，仅此而已。

到底要不要坐月子

坐月子也是中国的古老传统之一，非常深入人心，甚至应运而生的“月嫂”行业就是专门伺候坐月子的女性的。但它的恐怖之处在于，年老之后的任何问题都可以归咎于月子没坐好。腰肌劳损、偏头痛、关节炎等，都被划归到月子病的范畴。

有段时间，孕妇坐月子被热死的新闻不断出现。即使如此，在有老人把持的家庭里，没有几个产妇可以放心大胆地开空调。新手妈妈和新手爸爸都难以顶住“过来人”的压力。不仅如此，产妇坐月子还不能洗脸、刷牙，不能洗澡、洗头，不能喝凉水，不仅要卧床，还要盖厚被子。你要是问老人这些“不可以”都是为什么，他们也说不出门道，只会告诉你这是千百年来的传统，而老传统一定是有道理的。

其实坐月子最主要的目的就是避免产褥感染。产褥感染是指分娩时及产褥期生殖道受病原体感染，引起局部和全身的炎性应化。这种病的发病率一度高达 7%，至今仍然是导致产妇死亡的四大原因之一。这就可以解释为什么坐月子要求产妇不能洗澡。因为以前卫生条件非常有限，水不卫生，刚生完孩子的产妇免疫力下降，再去洗澡、擦身极其容易感染。那时也没有现在的暖气，人洗澡后容易受凉。就因为如此，现在也不乏这样的产妇，依然一个月不洗澡，掀开被子之后，污血斑驳，臭气熏天，不可想象。

坐月子要求产妇不能出门也是因为条件所限。首先还是卫生条件的问题，农村家庭大都饲养牲畜，难以避免蚊虫叮咬和老鼠、蟑螂传播疾病；其次就是保暖条件，当时产妇就算裹上厚厚的衣服，保暖效果依然很差。还有一个原因就是，不出门是为了保障妇女休息的权利。勤劳的中国妇女在农忙时节，刚生完孩子没几天就下田干活，由于过于劳累，也造成了许多健康问题。于是，人们在血的教训中，慢慢积累起经验来，经验渐渐变成了坐月子的习俗。

但是如今的出行情况大为改善，尤其城市里的产妇出门都是车接车送，常常只是从一个地下车库到另一个地下车库。逛个超市、下个馆子、看场电影，她们几乎完全接触不到一丝风寒。

食物相克是怎么回事

很多家庭的冰箱上或许都贴了一张食物相克表，这恐怕是菜市场门口的地摊销售最好的“周边产品”了，比如“桃子和西瓜一起吃会死”“螃蟹和柿子一起吃会中毒”“虾和柠檬一起吃会产生砒霜”。

2018 年“3 · 15”晚会报道了食物相克是谣言。《中国居民膳食指南》中也提到，迄今为止没有发现过任何真正因为食物相克导致食物中毒的案例和报道。有时人们吃完东西不舒服，往往是因为食物不干净、食用方式不当、过敏体质等。而网络上的传言却片面地夸大了食物间的相互作用，并且忽视了剂量的重要性。

这些食物相克的说法是怎么来的呢？其实大多数都是民间医学的个案报道，然后再去寻找可能的理论。但是稍有科学研究背景的人就知道，个案报道要推广到人群普适还有很远的路要走。既然食物相克不靠谱，为什么到 2018 年“3 · 15”晚会才来辟谣呢？因为这也是人们认识世界的过程。如今人们看食物相克，不仅能分辨真伪，还能解释其曾经被认为有用的原因，甚至能找到其中隐含的道理。

食物相克中最常见的恐怕要属“螃蟹与柿子”“桃子与西瓜”了。螃蟹与柿子都是胃难以消化的食物。柿子含有鞣酸，容易在胃部凝结成块，肠胃功能不好的人吃柿子容易出现梗阻。我曾经遇到一个10岁的小女孩因为吃柿子引发了梗阻，做了3次手术才勉强保住性命。螃蟹本身是一种高致敏性的食物，非常容易引发腹泻和过敏。它的烹饪方法又很简单，人们无法杀死螃蟹中的寄生虫，便造成了许多健康问题。虽然两者同时吃是否有反应还不确定，但胃肠功能不好的人都不要轻易尝试。

桃子和西瓜都属于含糖量较高的水果，高糖食物吃太多容易让肠胃不佳的人出现腹泻，这其实与糖的渗透性有关。如果人们吃了大量的西瓜或桃子，胃肠壁细胞吸收水分的能力就会小于肠胃里糖的渗透压，细胞中的水分就会渗出进入胃肠道。西瓜和桃子本身含水量很高，再加上渗透作用，的确容易腹泻。但这并非中毒，更不会致死。其实所有类似的大量食用高糖高水分水果都有这样的风险，并非只有桃子和西瓜。

古代的中国人有一种朴素的科学精神，虽然这些做法没有理论支持，但足以指导生活。比如，喝热水是为了喝杀过菌的水，坐月子是为了不让孕妇下田劳作从而引发感染，食物相克更多的是为了让人们控制这两种食物的摄入量。虽然方法不够精确，解释也不完全正确，但简单有效，易于传播。

传统养生和现代健康理念都有自己忠实的拥护者，辩论到最后恐怕就是中医和西医之争。有人能找出中医的神奇功效，也有人能找到中医的缺陷，换之西医亦然。倘若你认同医者治病救人的基本观念，也就能理解医学的发展就是要找到更可靠、更有效的解除患者病痛的方式。

中医指的是传统中国医学，毫无疑问这是一项经验科学，是中国人在千百年来的临床实践中总结出来的经验。而西医则是现代医学，起源于西方，是近百年来建立在实验科学基础上的理论较为明晰的医学。中医和西医仿佛是天然敌对的两派，好像你必须选一边站队。彼此争论不休，永无止境。治疗效果好不好，理论依据是否足够，都不要紧。问题在于，倘若你已经站队中医或者西医，就已经自带了有色滤镜，不看疗效，只看立场，把治病救人的初心早已抛到脑后。

有一句话叫“没有永恒的真理”。所谓真理，只是在一个历史时期内，对于相应的问题做出的最优解释。随着时代变化，办法也会变化。对于医学来说，无论是传统方法还是新式方法，中国方法还是外国方法，只要行之有效，就是好方法！

27
总是不开心，你抑郁了吗

1. 每个人都有抑郁情绪，但是如果一个人长期受到抑郁情绪的困扰，就没有那么简单了。
2. 谈及抑郁症，很多患者都有这样的感叹：最痛苦的是不知道自己患有抑郁症。
3. 只有精神科医生才有资格对抑郁症患者进行诊断、开药，千万不要自己买药吃。心理咨询也并不是一蹴而就的，也许每个人都需要在人生的某个阶段跟心理咨询师聊一聊。

Dr. X 说

全球共有约 4 亿人患有抑郁症，寻求有效治疗的患者只有不到 25%；中国约有 9 000 万人患有抑郁症，接受治疗的大概只有 8%。在中国，暴力死亡的患者中，他杀占 13%，自杀占 87%，而每年有 20 多万人因抑郁症而自杀。这说明我们的社会治安很好，警察做得很好，但心理医生做得还远远不够。

每个人都有抑郁情绪，但是一个人长期受到抑郁情绪的困扰，就没有那么简单了。在中国，这种情绪常常被认为是脆弱、夸张、想太多、太闲了、敏感、内向、孤僻等。

大部分人不知道自己得了抑郁症

古今中外，数不清的名人都曾遭遇到抑郁症的折磨。林肯、罗斯福、丘吉尔、茜茜公主、戴安娜、牛顿、达尔文、托尔斯泰、爱因斯坦等人都曾患过抑郁症，甚至以逗笑别人为事业的“憨豆先生”也是抑郁症患者。而中国最有名的抑郁症患者恐怕是崔永元了，抑郁症让这位曾经事业如日中天的主持人突然在荧屏上消失了。

谈及抑郁症，很多患者都有这样的感叹：最痛苦的是不知道自己患有抑郁症。

抑郁症是一类而不是一种单一的疾病，它有生理易感性基础，与后天环境发生相互作用，导致人体表现出一系列“抑郁”症状。

1. 情绪低落、空虚

抑郁症的字面意思就是“难过”“伤心”的。很多患者会表现出空虚、无力、毫无价值感。

有些人活在社会底层，生活痛苦而艰辛，但依然坚韧地摸爬滚打，这并不是抑郁症；有些人每天碌碌无为、虚度光阴或者借酒消愁、逃避社交，这也不是抑郁症；甚至监狱里被判处终身监禁的人，大都对生命保有希望，也完全算不上抑郁症。

2. 对周围一切事物都失去兴趣

抑郁情绪和抑郁症有一个重要的区别。比如，一个人最近失恋了，陷入了抑郁情绪，但还是愿意和好友去喝酒、旅游。他可以走出这段情绪，只是时间早晚问题。

但是得了抑郁症的人，原来喜欢打球和打游戏，现在对什么都不感兴趣了；原来没有一顿火锅解决不了的问题，现在做什么都没有效果了。在朋友的笑声中，他只觉得世界与自己无关。

3. 体重和睡眠产生变化

人的情绪总是跟食欲有关。大部分抑郁症患者会出现突然的体重减轻，而且自己感觉不到自己的体重变化。

更多的抑郁症患者会出现睡眠问题，如入睡困难、早醒、醒了之后再也难以入睡等。

4. 行为改变

抑郁症不单单是大脑的问题，情绪会影响到一个人的整体行为，比如让人邋里邋遢、蓬头垢面、思维混乱、疲劳无力、注意力无法集中，或者即使睡了20个小时依然觉得疲惫不堪。

5. 自我评价低，有死亡的念头

没有人愿意总是保持消极的情绪，而且抑郁症患者会努力地想要更积极一些，甚至会因为自己的消极而不断自责。

但是抑郁症之所以可怕，就是因为患者单纯靠自己的心理调节很难走出来。此后，死亡的念头会反复出现。

6. 持续两周以上

这是最重要的指标。挂在嘴上的“我抑郁了”不一定是真的抑郁症，因为每个人都会有抑郁情绪。

抑郁情绪通常在两周左右就可以过去。但是，如果两周之后情绪依然不能缓解，你就必须思考一下自己是不是真的得抑郁症了，以及需不需要寻求帮助。

在寻求帮助之前，抑郁症患者往往会给自己设置心理难关：

- 我是不是矫情？
- 我也没有完全对生活丧失兴趣，要不要挺一挺？
- 如果我真的得抑郁症了，会不会很麻烦？我想装作和别人一样生活。

正是这些自我心理的阻碍，才让抑郁症发展到无法收拾的地步。但好在这些阻碍是患者自我制造的，如果人们更加关注这种疾病，更加关注心理健康，这个问题是完全可以解决的。

如何治疗抑郁症

不要被“精神病院”这样的字眼吓到。这里是处理心理问题最专业的地方，你要做的仅仅是心理咨询而已。

只有精神科医生才有资格对抑郁症患者进行诊断、开药，千万不要自己买药吃。虽然精神类药品管控严格，但这种自己想办法弄药结果吃出大问题的事件依然在持续发生。

特别需要注意的是，大部分药物通常需要 1 个月左右才会起到可见的作用，患者不能因为吃两天没效就放弃治疗。

比起西方国家，我国的心理咨询费用通常不高。但即使这样，还是有很多人认为“医生什么都没做，大部分都在听我说，简直是‘躺着挣钱’，而且跟他交流了两次，感觉也没什么效果”。

其实心理咨询并不是一蹴而就的，每个人都需要在人生的某个阶段跟心理咨询师聊一聊。

不知道你有没有过这样的体验，明明知道自己已经沉浸在坏的情绪中或者走在错误的道路上，却在造成严重后果之前无法迷途知返。这时候，一个熟悉你性格脾气又没有任何利害冲突的心理医生，就可以更好地帮到你。

如何帮助抑郁症患者

抑郁症的高发病率导致你我身边经常有抑郁症患者。因此，如何帮助抑郁症患者成为一个更加重要的课题。

抑郁症患者就像一个人跌进了一个深不见底、没有绳子也没有梯子的黑洞中，一点力气也没有，很绝望。“你赶紧上来啊，不要自己吓自己，没事的，别担心”，这些话看似是帮助，但对抑郁症患者来说微乎其微。如果我们无法对他们感同身受，那可以做些什么呢？

1. 帮助患者就诊

鼓励患者就诊，监督其遵医嘱吃药和复诊，这是最重要的。

2. 无条件地陪伴

提供陪伴，给予关注、尊重、接纳与爱，也是非常重要的方面。因为抑郁症患者生理上没有残缺，也没有可见的疾病，所以我们往往会忽略对他的照看。实际上，精神、心灵上的损伤完全不弱于生理上的残缺。

3. 照顾好自己

现代医学能力非常有限，无法彻底治愈抑郁症。患者亲人的力量也很有限，即使你花了全部的精力去提供帮助，效果也可能微乎其微。这时候我们只能接受现实，过好自己的生活。

如何识别和帮助想要自杀的抑郁症患者

其实没有哪个抑郁症患者是突然自杀的。自杀只是一时之念，很少有人产生了这个念头之后立刻就去自杀，并且还能自杀成功。

人类天生对生命充满敬畏。如果杀人不犯法，给你一把刀让你去杀罪大恶极的死刑犯，你也很难下得去手。对别人尚且如此，终结自己的生命就更难了。因此，抑郁症患者在自杀前，大都会提供线索。

1. 言语上

抑郁症患者经常有“我不想活了”“我对任何人都没有用了”“死了更好”等言语上的消极表达，或者突然来一句“妈妈我爱你，照顾好自己”。

2. 行为上

有些抑郁症患者会在行为上做出更严重的事情，如与人告别、安排后事，甚至割腕，以此作为一种自杀实践或自杀方式。

3. 生活状态上

抑郁症患者在遇到生活状态的改变时很容易陷入危险的境地，如配偶死亡、离婚、难以忍受的躯体疼痛或不能治愈的晚期疾病、突然破产、某些特殊的悲伤日子临近等。

很多大城市都有自己的心理干预热线，但很遗憾，目前电话号码没有互通，热线的水平也参差不齐。如果患者还有就医的可能，一定要第一时间陪他前去就医。如果不去就医，其实作为亲朋好友，我们不得不去做一些看上去很蠢但确实有效果的事，如寸步不离地看护、藏好家中的尖锐物品、给高层的窗子安装防护栏、收好家中的药物等。

一项关于自杀的调查显示，其实抑郁自杀的死亡率并不高。在拥有枪械的国家里，枪械自杀的死亡率最高，溺水、上吊的死亡率大约有 70%，跳楼自杀的死亡率只有 30%，而服药、服毒的死亡率最低，只有不到 5%。

还有一件事情非常令人遗憾。在中国的急诊室里，自杀未遂的患者常常洗个胃或者包扎好割腕的伤口就回家了。其实这些患者通常还会再次寻求自杀，所以综合性医院和精神病院的联动是未来减少自杀发生的重要方法之一。另外，如果患者第一次自杀后活了下来，患者的亲朋好友必须做些什么来避免悲剧再次发生。

有些人也许会说，生命掌握在自己手上，别人无权去做决定，他若一心求死，你又何苦阻拦呢？希望你读了以上内容后，不要再有这样的想法。这些抑郁症患者在做出自杀这种不理性的行为时处在疾病的状态中，这完全不同于生命完全没有希望需要安乐死的人。

在结束生命之前，每个人都需要一个可以后悔的机会！

28
面对死亡你做好准备了吗

1. 死亡，也是人的一种权利。我们无法控制怎么生，但能部分控制怎么死。
2. 人都无法逃避死亡，但大多数人都没有认真考虑过死亡。
3. 在合适的时间与最亲密的人讨论一下死亡问题是非常有必要的，比如是否抢救，是否允许侵入性操作，是否接受植物人状态，甚至是在维持多久之后就放弃治疗。

Dr. X 说

上至君王，下至庶民，任你一手遮天还是超脱世外，都难逃最终的宿命——死亡。死亡看似容易，“蹬腿、闭眼、翘辫子”，但从医学的发展来看，死亡并没有那么容易。

什么是死亡？从哲学的角度来讲，死亡就是生命终止，不复存在。但从医学的角度来讲，这可能还是一个含混不清的问题。下面，我们就从四个角度来说说死亡。

生死之间

最初人们认为心脏停搏就是死亡，虽然其来源无从考证，但这似乎是最显而易见的标志，这种说法也延续了很长时间。由于现代医学的发展，许多人在心跳停止之前可以被挽救回来，甚至在心跳停止以后又被按了回来。但有一些情况是，患者的心跳回来了，但大部分器官包括脑组织都已经缺血时间过长，完全失去了功能。简单地说，患者只剩下心脏还在跳动，这样的情况该如何界定呢？

“脑死亡”的概念首先产生于法国。1959 年，法国学者 P. 莫拉雷（P. Mollaret）和 M. 古隆（M. Goulon）在第 23 届国际神经学会上首次提出“昏迷过度”的概念，并开始使用“脑死亡”一词。他们认为这种患者苏醒的可能性几乎为零。

人们真正地了解脑死亡要从 1968 年美国哈佛医学院的报告开始。脑死亡的界定要求在 24 小时的观察时间内患者持续满足以下条件：

- 患者无自主呼吸；
- 一切反射消失；
- 脑电波、心电波静止。

同年，由世界卫生组织建立的国际医学科学组织委员会规定的脑死亡的标准为：

- 对环境失去一切反应；
- 完全没有反射和肌张力；
- 停止自主呼吸；
- 动脉压陡降；
- 脑电图平直。

但是，世界卫生组织的标准并没有被全世界所有国家接受。英国皇家医学会于 1976 年制定了自己的脑死亡标准，提出脑干死亡为脑死亡，这比脑死亡更进了一步。脑干是更深层次的生命中枢，呼吸、心率、血压、体温都是由脑干决定的。因此，脑干死亡目前认为是不可逆的。

那么你可能会问，为什么要制定脑死亡的标准？为什么患者心脏还在跳动就认定他死亡了呢？在我看来，这样做有以下两个原因：

第一，为器官移植考虑。脑死亡患者体内有保持良好的器官可供移植使用，而心跳循环停止的患者体内的脏器多有严重损坏而不具备移植的条件。

第二，节省医疗资源。每个脑死亡患者的维持都需要耗费大量的人力、物力，使用支持系统去维持几天乃至几个月直至心脏自然停跳，并无必要。

这里要特别说一下脑死亡患者和植物人的区别。植物人状态是指患者对自身和周围的环境完全丧失意识，但还存在着部分觉醒状态，比如呼吸、咀嚼和吞咽等原始反射，或许你还可以看到患者睁眼、自哭自笑、躲避疼痛等基本反射。一般认为这些反应没有社会意义，因为他们不能和外界交流。植物人与脑死亡患者的关键区别在于，植物人的脑干是活着的，他不需要呼吸机的维持，只需要家人做到长期照顾即可，患者生存几十年的情况都很常见，甚至还有苏醒的奇迹发生。而脑死亡患者却只能依靠呼吸机才能维持活着的假象。

虽然脑死亡的概念被越来越多的国家所接受，但是近年来的一些“奇迹”似乎表明脑死亡并不足以证明一个人真正死亡，或者说患者脑死亡后重新恢复自主呼吸甚至意识的可能性不能被排除。也许是因为，目前人类科学对脑死亡的判定还不够精确，毕竟人类对大脑的了解还知之甚少。有鉴于此，大多数承认脑死亡的国家还保留着传统的“自主呼吸停止、心脏停搏、瞳孔放大、血压为零”等标准，脑干死亡仅仅是辅助判定。

中国对于脑死亡还没有公开承认，也没有公开否定。脑死亡法的制定也非常谨慎，毕竟面对偌大的国家和十几亿人民，制定死亡的标准并不是那么容易的事情。中国的脑死亡法一直在起草阶段，大约有这样的描述：深度昏迷，脑干反射全部消失，无自主呼吸（靠呼吸机维持，呼吸暂停试验阳性），瞳孔放大或固定，脑电波消失。患者首次确诊后，观察12小时无变化，方可被确认为脑死亡。

以上内容可能非专业人士并不能完全理解。简而言之，脑死亡法具有较高的科技含量，并涉及伦理学等复杂问题，其立法必须建立在坚实的医学基础、社会基础和法制环境之上，现在在中国立刻实行并不现实。因此，在中国只要患者家属不放弃，哪怕造成医疗资源的浪费，医生也不会宣布患者死亡。

长生不死

古代皇上拜佛祭天，请道士炼丹修仙，唯一的追求就是长生不死，但依然没能成功。而虚假的不死之术却成为一代代巫师、道士的谋生之法。

时至今日，世界各地许多大名鼎鼎的实验室依然在研究长生不死的技术，只是现在有了更专业的名词——抗衰老或者退行性疾病的研究。人类关于长生不死的希望来源于端粒、肿瘤细胞和干细胞。

1965年，美国科学家伦纳德·海弗利克（Leonard Hayflick）发现，细胞的分裂次数是有限的，大部分细胞分裂50～60次后就会慢慢死亡。他猜测细胞内有一个限制细胞分裂次数的“钟”。后来通过细胞核的移植实验，海弗利克发现这个“钟”就在细胞核的染色体上。现在我们已经知道决定细胞衰老的“钟”就是染色体两端的端粒DNA，它可以随着细胞的有丝分裂而缩短。一旦端粒消耗殆尽，细胞就会立即激活凋亡机制，即走向凋亡。只要我们能调控这个“钟”，就可以长生不死。

科学家注意到，肿瘤细胞可以长生不死，其中最著名的就是美国黑人妇女亨丽埃塔·拉克斯（Henrietta Lacks）的宫颈癌细胞的细胞系。外科医生乔治·O. 盖（George O. Gey）得到了从拉克斯的肿瘤上取下的组织样本，并在实验室中进行培养。拉克斯在1951年死于该癌症，而她的肿瘤细胞却保留了下来。

现代科学研究表明，这些肿瘤细胞不死的原因在于引发宫颈癌的人乳头瘤病毒（HPV）。HPV 基因能任意改变与正常细胞的寿命及分裂有关的“开关”，从而使细胞能够“长生不死”，无限增殖。乔治·O. 盖取拉克斯姓和名的前两个字母，将这组细胞命名为“海拉细胞”（HeLa Cells）。之后，海拉细胞被提供给世界各地的研究机构，用于癌症研究和制药等。现在你如果想看看海拉细胞的真容，只要去附近研究妇科肿瘤的实验室就能找到。

现在我们才知道，让肿瘤细胞长生不死的东西跟前面说的端粒有关，它叫作端粒酶，可以延长端粒。端粒酶在正常细胞中被抑制，但在肿瘤细胞中被激活了。如果调控端粒酶，细胞就可以不断分裂下去，人类似乎看到了长生不死的希望。

美国得克萨斯大学西南医学中心的细胞生物学及神经系统科学教授杰里·谢伊（Jerry Shay），在包皮细胞和视网膜细胞中诱导端粒酶，让细胞分裂了 300 多次却毫无终止的征兆。但是如何利用它让人体长生不死，我们还有很长的路要走。不要说能否激活端粒酶，就算能够激活，我们又该如何调控呢？让细胞无止境地分裂，岂不是把正常细胞都变成肿瘤细胞了？

实现长生不死还有一个可能的方法，就是现在学术圈里讨论得如火如荼的干细胞技术。干细胞是什么？对于这个名词也许大家都不陌生，它是一类具有多向分化潜能和自我复制能力的原始的未分化细胞。简单地说，干细胞就是全身其他细胞的“祖宗”，而干细胞的“祖宗”叫作胚胎干细胞。它一方面可以无限地自我更新，一方面可以分化为体内的各种组织细胞类型，也称作“万能细胞”。

现在的干细胞技术主要用来治疗血液系统疾病。我曾经遇到过这样一个病例，5 岁的女儿得了白血病，父母赶紧要了二胎，利用二胎的干细胞来治疗大女儿的血液病。还有许多家庭在孩子出生的时候就保存了胎儿的干细胞，用来预防将来可能出现的意外情况。

克隆也是一种长生不死的可能方法。克隆人的技术已经成熟，但是因受到伦理学的限制而无法继续进展。但是，克隆的你还是你吗？也许有人会说，二者有相同的基因，从生物学角度来说他们没有差别。但是，通过克隆得到的复制体，无法在思维上对本体进行延续。

在这里要提到“忒修斯之船”的悖论。它描述的是一艘船可以在海上航行几百年，主要归功于不间断的维修和替换部件。只要一块木板腐烂了，它就会被替换掉，以此类推，直到所有的功能部件都不是最开始的那些了。但问题是最终产生的这艘船是原来的那艘忒修斯之船，还是一艘完全不同的船？如果不是原来的船，那它在什么时候不再是了呢？

人类的细胞反复更新，7 年之内全身的细胞完全更换了一遍。那么这个你还是你吗，还是一个新的你呢？我们当然知道，由于时空的同一性，这个你应该还是你，但肉体和思维是否已经物是人非，恐怕只有你自己知道。

死而复生

在影视作品中，大家可能都看过木乃伊复活，或者巫师施法让尸体复活。武侠小说中也不乏起死回生的灵丹妙药，虽然人固有一死，但人类从来都不屈服于死亡。死而复生是人类和死亡之间的博弈。不过那么多的复活传说，都仅仅是传说而已。

目前算得上靠谱的死而复生的方法似乎只有人体冷冻技术。这是一种试验中的医疗科学技术，即把人体或动物在极低温（-196℃以下）的情况下冷藏保存起来，梦想未来能通过先进的医疗科技使他们解冻后可以复活或接受治疗。目前最大型的人体冷冻公司为美国的阿尔科生命延续基金（Alcor Life Extension Foundation）。

美国物理学家詹姆斯·贝德福德（James Bedford）就是世界上第一个被人工冷冻的人，冷冻时间是 1967 年。2015 年中国女作家杜虹冷冻大脑的新闻也被炒得沸沸扬扬，负责她大脑冷冻的也是这家公司。目前已经有 100 多人在阿尔科生命延续基金使用了冷冻技术，包括著名棒球运动员特德·威廉斯（Ted

Williams）的大脑和比特币先驱哈尔·芬尼（Hal Finney）的身体。目前全身冷冻的价格最低是 20 万美元。对于很多城市居民来说，只要卖掉房子，完全可以凑够资金，换来这死而复生的机会。

就现有技术而言，细胞的冻存技术基本已经成熟。实验室里大大小小的液氮罐都是为了冻存细胞。冻存好的细胞可以长期保存，复苏之后活力如初。组织器官也可以通过冻存相对长期地保持形态和功能的稳定。说到整个人体，目前已经有 100 具被冻存了起来，但是有没有冻坏及如何复苏还不得而知。

但是，人体冷冻术面临着道德方面的问题。一个经过冷冻处理后再复活的人能适应 100 年或 200 年后的全新生活吗？他会如何看待这个世界？如何保证他的精神和心理不出现问题？复活之后如果他又患上其他严重的疾病，要不要被再次冷冻呢？

生不如死

最后我们来说说“生不如死”。中国有一句老话叫“好死不如赖活着”。说这句话的人一定没有看过医院里那些肿瘤晚期或者颅脑严重损伤的患者的痛苦经历。

作为一个医生，我在医院里常常会碰到疾病晚期的患者。有一位患者让我记忆特别深刻，他是一个年轻男性，因胰腺肿瘤已经开了三刀，身上插满了管子，有的管子不断给他灌入维持生命的药物、血浆，有的管子则不断渗出肿瘤坏死所产生的液体、粪便、尿液。每过几个小时，我就要给他更换覆盖在管口和手术伤口上的纱布，不分昼夜。患者意识清楚，每次换药都痛苦异常，但是如果不换，他就要被泡在尿粪之中。这种痛苦没日没夜，大剂量的止痛药物也毫无用处。

由于年轻人的身体基础经得起消耗，也由于现代医学的发展有很多办法可以维持生命，这位患者的这种状态持续了几个月，父亲母亲流干了眼泪，他也早已精神崩溃变得如行尸走肉一般。他这种状态让我深深地理解了“生不如死”这个词。我只记得他还是在家人的陪伴下熬过了那一年的春节。到了大年初三早上我再去查房的时候，那张病床已经搬空了。我先是愣了一会儿，之后又长舒了一口气。这个结果无论对谁来说，都是一个解脱。

虽然求生是人的本能，但是决定自己的生命也应该是一项基本权利。中国没有脑死亡法，只要患者还有心跳，医生就无权放弃治疗。于是，这个选择的权利就被交到家属的手上，至亲的家人大都会倾其所有来延续患者的生命，但是这种延续在我看来更像是延续自己的责任，而不是考虑患者本人的福祉，有的延续是痛不欲生的。

在美国，患者在生前会签署协议来决定自己是否要抢救、是否要进行侵入性的操作、是否要接受植物人状态，甚至在维持多久之后就放弃治疗。当然，这需要强大的法律体系来保障，保障这个制度不会被人利用。

生与死的博弈不仅是一个医学问题，更是一个哲学问题。医学每天都在直面死亡，但是在死亡面前，谁又能真正说得清呢?

Part 5

明天之前：我们能否对抗衰老、疾病和死亡

医学从诞生之日起，就在锲而不舍地与衰老、疾病和死亡做斗争。医疗科技取得了巨大的进步，但我们似乎并没有完全打赢这场战争。未来医学的发展该何去何从？

Part5

测一测

关于癌症，下列哪个选项是错误的？

A 癌症人群越来越多，人类生活方式的改变是其中一个原因。

B 经济欠发达地区的癌症发病率比发达地区的高。

C 癌症是由机体的正常细胞发生基因突变而发展起来的。

D 只要人活得足够长就一定会得癌症。

扫码下载“湛庐阅读”App，
搜索“学会看病”，
获取问题答案。

29
人类和疾病的战争谁赢了

1. 现代人类的寿命变长了，这是不争的事实。但是，我们也越来越多地受到各种不同疾病的折磨。
2. 由于现代医学的发展，特别是有了病理学检测之后，找不到原因的怪病越来越少了。
3. 不可否认，人类与疾病的战争是一场死伤惨痛的战争。我们消灭了很多疾病，而疾病也消灭了我们很多同胞。
4. 人类与疾病的战争打成了持久战，打成了全面战。

Dr. X 说

经历了这么多，困扰人类的疾病到底是变强了还是变弱了？我们是胜利了还是失败了？

癌症是一个很好的例子。很多人都觉得身边的癌症患者变多了。老一辈的人都说，他们年轻的时候很少听到“癌症”这个词，身边也没有人罹患癌症。而现在肿瘤科病房里住满了患者，外面还排着长长的预约队伍。谁身边没有几个癌症患者？谁没有几个亲朋好友是因为癌症离去的？

希腊文καρκίνωμα最早描述了起源于上皮细胞的恶性肿瘤，也就是我们现在癌症的重要分类。起源于上皮细胞的叫癌，起源于间叶细胞的叫肉瘤，这两者都是广义上的癌症。后来καρκινος被翻译成拉丁文cancer，也就是“螃蟹”的意思，中文翻译成“癌症”。有一种猜测是，肿瘤在向周围扩散时会伸出像手指一样的触角，形如螃蟹。

后来盖伦使用oncos来描述所有种类的肿瘤，这也是oncology（肿瘤学）命名的由来。19世纪，日本人将现代癌症翻译为“恶性腫瘍”。20世纪起，中国开始使用这个词。

中国人是最后了解癌症的吗

中国人当然不是最后了解癌症的。中国对于癌症的描述更早，只是一直没有把各个部位的癌症定义为同一种疾病。有一种说法是，中文的“癌”字最早出现于南宋1170年东轩居士的《卫济宝书》，“痈疽五发，一曰癌……”而南宋医学家杨士瀛写于1264年的《仁斋直指方论》对癌症已经有了非常深入的理解：“癌者，上高下深，岩穴之状，颗颗累垂，裂如瞽眼，其中带青，由是簇头，各露一舌，毒根深藏，穿孔通里，男则多发于腹，女则多发于乳，或项或肩或臂，外证令人昏迷。”

看看这描述多么详尽，现代医学书籍也不过如此。更厉害的是，这段记载表明古代中国人已经认识到男性多受腹腔肿瘤的困扰，而女性则是乳腺癌和甲状腺癌的高危人群。

古代的医疗水平发展得很不均衡，有的地方名医辈出，有的地方连基本的医学知识都没有普及。遇到扁鹊、华佗尝试治疗并治愈癌症的概率小之又小，就连碰到能把疾病的病症留下文字记载的医生都很难。那时候也没有那么多的医学期刊，更不像现在上网一搜就可以查询相关文献。医学知识即使有所记载，最多也是师父传给徒弟，医学经验很难传播。说白了，当时得了癌症的人大部分都搞不清楚病因就死亡了，甚至会有人将其归因于天谴、诅咒、巫蛊等。

但是，由于现代医学的发展，特别是有了病理学检测以后，找不到原因的怪病就越来越少了。人类终于把癌症这个罪魁祸首揪了出来，并且和它展开了旷日持久的战争。

人类与癌症战争的结果怎么样

不可否认，这是一场死伤惨痛的战争。我们消灭了很多疾病，而疾病也消灭了我们很多的同胞。

然而，癌症的治疗效果确实提高了，很多肿瘤可防可治，但可能还没有达到统计学上显示的那么高。统计学有时候也会骗人。比如，早期诊断的普及使统计学上的癌症的生存期大幅延长。美国癌症协会每年都会公布各种癌症的5年生存率。如果你关注过这个数据，就会发现很多癌症的5年生存率都在持续升高。然而，临床医生却感觉到疾病治疗的发展速度并没有那么快。

这是什么原因呢？其实这得益于媒体的宣传、公众健康意识的增强和越来越普及的诊断技术。人们不仅稍有头疼脑热就及早就医，大部分的人还会坚持每年体检，而且体检的内容也更加全面精细。曾经先进的CT机现在几乎已经成了乡镇医院的基本配置。查CT、检测肿瘤指标很简单，于是更多早期的肿瘤被体检发现了，这些肿瘤患者的治疗效果也更好了。“患者池”里早期癌症的比例越来越高，虚假地提高了患者的生存期。

其实统计学还有许多让人迷惑的计算方法。经常有人宣称某种治疗方法在最近几年大幅提高了癌症患者的生存率，原来活不了1年的现在能活5年。希望大家明白这个统计结果并不一定像看上去的那么好。

我经常看到类似于这样的报道：“××大学教授团队用一种小苏打饿死了肿瘤”“美国上市了一种抗癌神药”。这样的文章简直数不胜数，但是它们在治疗癌症的道路上能不能算是一枚有效的拼图还不得而知。

不管怎么说，通过早期的干预，我们确实延长了癌症患者的生存期。但其实很多时候我们并没有治好疾病，而只是用药物和器械帮助患者强行续命。这种方式带来的遗憾就是患者的痛苦也相应地延长了，这种痛苦不仅包括身体上的，也包括心理上的。

人类和癌症的战争从闪电战打成了持久战。20 年前人类和疾病的战争，一旦打起来就打得刀光剑影。就像第二次世界大战的全面战场，德国闪击波兰，日本偷袭珍珠港，再到敦刻尔克大撤退和诺曼底登陆，双方互有胜负。而现在我们对于癌症已经有所了解，想付出最小的代价获得更长的生存期。癌症对我们也有所了解，知道一时半会消灭不了我们。于是，漫长而绝望的“冷战”开始了，我们不断提高预警的级别，稍有风吹草动就玩命地进行“军备竞赛”。

曾经我们是哪里不舒服了先忍忍，忍不过去了再去医院看医生，现在是每年都要做体检；原来体检只有常规的项目，现在连磁共振和 PET-CT 都成了体检的固定项目；原来我们只会有病治病，现在学会了防患于未然，很多癌前病变、良性肿瘤都选择手术干预。我们还发明了许多肿瘤相关的疫苗，把所有可能出现的癌症都杀灭在萌芽之中。

我们现在可以更早地诊断出癌症，或者发现早期癌症的征象，甚至发现遗传学和流行病学的高危因素。这虽然使我们获得了更长生存期的可能，但也让我们在心理上备受打击。很少有人在知道自己得了癌症之后还能坦然面对，尤其是患有乳腺癌、甲状腺癌的女性患者。在肿瘤手术之后，虽然患者能生存很多年都不会复发，但是他们很难完全正常地生活，不论是在家庭中还是在社会上。这有时候比得肿瘤本身更加令人煎熬。

好莱坞著名女星安吉丽娜·朱莉在 2013 年因遗传学的高危因素进行了双侧乳房的切除手术。这一选择在当时引起了广泛的讨论。事实证明，她的选择是正确的。当时朱莉的检查结果提示自己携带 BRCA1 基因，这意味着她拥有 87% 和 50% 的概率罹患乳腺癌和卵巢癌。虽然她手术切除了乳腺，但 2015 年的进一步检查提示她身体中的肿瘤指标还是有所提升。虽然原发肿瘤并没有找到，但是朱莉还是选择了及时切除卵巢和输卵管。这是一个具有明星效应的医学事件，许多患者开始效仿。

这种做法可以理解，因为人类在与疾病的比赛面前没有退路，退后一步就是万丈深渊。为了自己的生命，这场战争无论我们付出多大的代价也不能输，即使输，也要输在对手太强，而如果输在自己轻敌，那我们一定会抱憾终身。

很多中老年人对事业和家庭都没有新的追求了，每天唯一考虑的就是如何长寿。定期的抽血化验成了家常便饭，肠镜、胃镜早已不在话下。各种养生仪器、保健药品、长寿书籍把家里都堆满了，他们恨不得每一秒钟都依照最严苛的养生方式来生活。人类和疾病的战争不仅打成了持久战，更打成了全面战。

疫苗可以消灭所有疾病吗

最近批准在国内上市的 HPV 疫苗，要不要打、什么时候打、打哪一种都成为人们讨论的热点。这种疫苗可以预防 HPV 病毒，并且可以降低宫颈癌的罹患概率，非常令人期待。

从个体来说，疫苗确实起到了预防疾病的作用。这个作用无可厚非，科学已经提供了足够的证据。于是，我们有了种类繁多的疫苗。家长们都知道，现在带小孩去接种疫苗已经成为必做的事项。尤其是新生儿，几乎每个月都要去接种一次疫苗。有麻疹、风疹、腮腺炎、白喉、百日咳、破伤风、结核、流感、乙肝等疫苗，不胜枚举。就是接种了这么多种疫苗，医生还是会跟你说，这只能预防一小部分疾病。真的生病了也没有办法，而且该注意卫生还是要注意卫生，并不能因为打了疫苗就觉得可以高枕无忧了。这句话说得没错，疾病那么多，而且常常变异，总不可能每种疾病都研发出疫苗。遗憾的是，我们依然在这么做。比如几年前，我的母校厦门大学的夏宁邵团队就研发出了世界上首例戊肝疫苗，当时引发了巨大的轰动。

从这里就可以看出现代医学的局限了，我们认识的疾病不过尔尔，思路也只能是不断研究新的疫苗，并没有找到釜底抽薪的办法。

有一种说法为我们提供了不同的思考角度。对于个体来说，疫苗确实有作用；但是对于全人类来说，疫苗的作用还不得而知。长期来说，广泛接种着各种疫苗，人群的自然免疫力也出现了明显退化。如果哪一天没有了疫苗，一定会有许多曾经被压制住的传染病在人类社会中大面积暴发，这一点是毋庸置疑的。

我们已经认识到滥用抗生素让许多细菌、病毒获得了超强的耐药性。于是，我们赶紧去严格管控抗生素，期待现有的抗生素可以更长久地保持疗效。

而对于个体来说，虽然我们在短时间内获得了针对某种疾病的免疫力，但是我们将原本依赖自身产生的免疫应答交给了疫苗，无论是减毒活疫苗、灭活疫苗还是抗毒素疫苗都取代了自身的部分免疫功能。长此以往，我们免疫系统会变强还是变弱？为了维持现有的免疫力，我们未来需要更少的疫苗还是更多的疫苗？这些问题值得思考。

还有一种说法是，我们只是关闭了某种可见的疾病信号。各种病原体成了人体内埋藏着的各种炸弹，我们关闭了计时器和预警灯，并不是拆除了炸弹。我们看不到感染和发热这样的症状，细菌和病毒依然会在体内以某种方式存在，或者说外界的病原体依然在悄悄地进化发展。然而，炸弹的导火索正在悄悄地燃烧，直到有一天它突然爆炸，会让我们措手不及。你最依赖的实验室研究人员还没有意识到这种情况，而这时再想唤起自身的免疫力就为时已晚了。

当然，在现有的科学水平下，这些说法还只是假设。它们虽然看上去非常颠覆某些传统观点，但许多从事免疫和疾病专业多年的教授都不敢妄下定论。

伟大的物理学家牛顿为什么晚年要研究神学？当我一开始听说这个故事的时候，和无数的高中生一样，在老师的带领下扼腕叹息。这么伟大的科学家为什么要误入歧途？在生命和疾病面前，什么才是普世真理？评判标准是什么？又由谁来评判？人和疾病谁胜谁负又如何评判呢？

30 疾病是变强了还是变弱了

1. 目前全球化的进展如此之快，飞机、轮船、火车带着人类飞速流动，疾病的基因谱也可以在短时间内在全球范围内得到进化。
2. 有些疾病的威力在短时间内锋芒毕露，但是瞬间就会倒在人类长时间积累的医学武器上。
3. 随着人类变得越来越聪明，疾病也变得更聪明了，选择了更加温和的方式来危害人类的健康。这可不是因为人类想到了好办法，而是传染病为了自己的生存和发展主动做出了改变。

Dr. X 说

前文讲到，人类与疾病的战争打成了持久战和全面战。那么，我们再从疾病的角度来看看这场战争，我们的对手是变强了还是变弱了。

疾病根本没想害你

这里不得不先提到《自私的基因》（*The Selfish Gene*）的作者——英国生物学家理查德·道金斯（Richard Dawkins）的观点：个体可以看成基因制造出来的复制基因的工具，被基因利用之后可以抛弃。虽然这个观点听起来很残忍，但是只要把世界的中心从自己的身上移开，稍微摒弃已经形成多年的主观思维，这个问题就变得容易理解了。

疾病不是为你而生的，细菌、病毒、基因突变也都不是为了影响你、困扰你、惩罚你，它们的变化仅仅是为了它们自己。它们根本没有考虑过你，你所有的感受只是被它们忽略的副作用而已。

当你抱怨疾病给你带来痛苦的时候，疾病本身并没有想那么多。就像人类盖房子的时候并没有考虑到砍伐树木会给松鼠带来灭顶之灾一样。有时候我们只是想做几双一次性筷子而已，这样外出吃饭的时候会更加干净、卫生一点，人类也会更健康一点，更加远离疾病。其实我们只是想要一点木材，并不想打扰松鼠的生活，而且我们为什么要去打扰松鼠的生活呢？它们那么可爱！然而，松鼠确实不得不因此流离失所，甚至死亡。

疾病是变强还是变弱了

现在烈性疾病越来越少了。2013 年最厉害的“非典”，以及美洲有段时间甚嚣尘上的寨卡病毒，甚至多年以来人们一直“谈艾色变”的艾滋病，它们的发展过程都并不算快，感染后至少要几天才会出现明显的症状，病原体潜伏几周、几年的情况也并不少见，甚至有的艾滋病携带者终生都不会发病。这是为什么呢？疾病被人类打败了吗？并不是，而是它们学会了韬光养晦，选择性地降低了自己的攻击力。

其实人们只需要从疾病自身的角度来思考，问题就变得容易理解了。疾病的目的是让自己得以生存延续，越快地让患者死亡，自己的生命也会越快地结束。疾病为了生存，不得不做些改变。达尔文的进化论不只是写给人类看的，那是一切生物体都不得不遵循的规则。

游戏产品《瘟疫危机》（*Pandemic*）很好地说明了这个问题。在游戏中，你可以设计一种疾病，想办法让它消灭全人类。这并不是一款反人类的游戏，而是一个流行病学的试验场。当一种疾病过于强烈之后，得病的人很快就死亡了，这种疾病也就从地球上销声匿迹了；但是如果一种疾病症状过轻，它就失去了传播的能力，无法传播也就只能随着患者的生老病死消失殆尽。只有让患者打喷嚏、流鼻涕、咳嗽、腹泻、把自己带到一个新的宿主身上，疾病才能让病原体的生命或者基因得以延续。“病”这个难听的名字可不是它们自己起的，而是人类给它们起的。如果它们自己起名字，一定会起一个好听的。就像在这款游戏中，玩家会给自己的疾病起名为“小坚强”“不死鸟”“菌美丽”。

多发性黏液瘤病是巴西野兔携带的一种致病力极强的病毒。人们有意识地将这种病毒从巴西引入澳大利亚，想控制一下成灾的野兔。第一年效果很好，感染病毒的澳大利亚野兔的死亡率居然达到了 99.8%。这是一个振奋人心的结果，似乎不用多久这里的野兔就会绝种。但是，第二年野兔的死亡率就下降到了 90%，后来这个数字逐年下降，最后稳定在了 25% 左右。病毒为什么杀不死野兔了？因为病毒意识到，野兔全死了，自己也就没有存活的空间了，那就对不起“小坚强”或者“不死鸟”这样的名字了。于是，在自己还没能进化出感染其他物种的能力之前，它要让野兔死得慢一点。有人可能会问，病毒有这么聪明吗？其实没有，这只是自然选择的结果而已。这种病毒中更强烈的部分随着宿主野兔的快速死亡也死了，只有那些更加“温柔”的病毒可以存活并且传播出去。

稍微说开一点，我们的灭蚊工作也是一样的。不管哪种有效的灭蚊药物，只要灭蚊率不是 100%，时间久了效果都会慢慢下降，直到达到一个平衡。这也可以说是自然选择的结果，同时也说明人类无论如何努力也无法完全消灭蚊子。其实，有一个思路可以解决这个问题。人们发现保证生活环境的清洁，蚊子的数量就会大幅减少。蚊子在短时间内失去了生存环境，还无法进化出在其他环境生存的能力，许多野生动物灭绝的原因也是如此。但是蚊子的生活环境过于广泛，现在人们还没有这个能力。更关键的问题是，蚊子完全灭绝了也未必是件好事。

言归正传，医生发现人类的梅毒似乎也慢慢地变弱了。我们知道，梅毒主要通过性途径进行传播。它的传播能力在众多的疾病中显得很弱，因为性接触比空气、飞沫这一类的传播途径效率低得多。因此，梅毒不能过快地杀死宿主，不然自己也无法存活。于是，梅毒表现出了非常缓慢的进展过程，不仅在临床上分为一期、二期、三期，很多患者的病情也只局限在一期和二期，并不会快速进展。有了更长的患病时间，它传播的概率就增大了。艾滋病也是如此。虽然它很厉害，但是也正因为它太厉害了，需要有非常长的潜伏期，不然就无法把自己延续下去。

再来看看女性长寿的原因

也有人从这个角度解释了女性长寿的一个原因。2017 年，《自然通信》（*Nature Communication*）的一篇文章报道，人们通过实验研究发现，病原体之所以认男不认女，跟男女的体质差异无关，而是它们提高自身存活概率的策略。

文章提到血癌是一种由病毒性感染引发的癌症，从感染到发病是有一定概率的。而研究者发现，这个发病概率在加勒比海地区的男性和女性身上没有什么差异，但是在日本，男性比女性更容易从病毒性感染发展成癌症。为什么会这样呢?

这项研究解释，这是因为与加勒比海地区的女性相比，日本女性的生育率更高，通过母乳哺育婴儿的比例更高，哺乳期也更长，所以更受病原体的青睐。于是，女性患者的病情更轻，生存率更高。这样的疾病不在少数，这恐怕也是疾病为自身考虑而做出的选择。原因很简单，女性不仅可以跟男性一样将病原体传递给其他人群，还可以通过生孩子把病原体传播给子女，这对于想要存活的病原体来说是非常重要的优势。为了活下去，疾病不得不选择女性、选择变弱、选择隐藏。

为什么早期的传染病更加烈性呢？原因很简单。几百年前人类几乎没有细菌、消毒的概念，更不用说传染病的隔离了。患者用过的东西，甚至患者的尸体，都没有标准的处理方式。腐败的食物随处乱扔，屎尿直接排入河流。传染病不需要隐匿，半小时就可以杀死人类，然后利用人类的尸体进行传播。清理尸体的人首先被感染，跟他们接触的人一个都逃不了。甚至死人的尸体都来不及处理，也没有人去处理，横尸遍野就成为疾病传播的温床，都不用让患者腹泻、咳嗽、打喷嚏。在这种情况下，更加烈性和高效的病原体被选择生存了下来，因为它们知道最快致死就是它们需要的结果。换言之，现在疾病变得更弱（其实是变得更隐匿或者更聪明）了，也是人类医学发展的结果。

目前全球化的进展如此之快，飞机、轮船、火车带着人类飞速流动。疾病的基因谱也可以在短时间内在全球范围内得到进化。当然也有少数的疾病呈现出猛烈的态势，但仅仅是昙花一现。因为它们存在于一些和外界相对隔离的区域内，比如深山、海岛之类的地方。它们的威力在短时间内锋芒毕露，但是瞬间就会倒在人类长时间积累的医学武器上。

随着人类变得越来越聪明，疾病也变得更聪明了。大家都聪明了，仗就越来越难打了。现在黑死病想立刻消灭掉人类可不容易，人类想消灭天花也不再那么简单了。传染病似乎变弱了不少，这可不是人类想到了好办法，而是传染病为了自己的生存和发展主动做出了改变。疾病在面对更聪明的人类，人类也在面对更聪明的疾病。医学研究开始变得进展缓慢、举步维艰。这对于人类来说，是福还是祸呢？

31
癌症真的是万病之王吗

1. 人活得越长，就越容易得癌症。换句话说，只要你活得足够长就一定会得癌症，一切只是时间问题。
2. 现有的手术、放疗、化疗都没有办法精确地将癌细胞和正常细胞两者区分开来，只有“杀敌一千，自损八百”。
3. 随着免疫治疗的发展，人们已经可以通过药物对机体的免疫细胞进行修饰，使其对癌细胞的识别度提高，从而促进免疫细胞对癌细胞的杀灭作用。
4. 治愈癌症绝非想象中那么遥不可及，但是治愈了这一所谓的绝症，一定会有新的问题来困扰人类。

Dr. X 说

你猜哪个国家的癌症发病率最高？是贫穷的非洲国家，还是富裕的发达国家呢？有的人认为一定是贫穷国家，那里战火纷飞、卫生条件堪忧、民不聊生，它们的癌症发病率一定极高。但是，真实情况一定会颠覆你的想象。癌症发病率最高的前三个国家是丹麦、法国、澳大利亚，这三个国家都是发达国家。紧随其后的是比利时、挪威、美国，这些国家依然是发达国家。而中国的癌症发病率并不高，全球排名 70 位左右。

这是因为导致癌症发病的最高危的因素是年龄！细胞每次分裂都有可能产生突变，虽然有多种免疫细胞保护着人体，但是细胞分裂多了，时间长了，就难免会出现“漏网之鱼”。癌症也就产生了。

人活得越长，就越容易得癌症。换句话说，只要你活着就一定会得癌症，一切只是时间问题。

癌症还有一个称号叫“万病之王”。全世界有一半以上的实验室在夜以继日地为攻克癌症而努力，癌症的威胁可见一斑。

但是，往前回溯大约 100 年，癌症在医学界的地位比现在要小得多。当时的人们被感染问题困扰，随便一个伤口感染就可以要人命，根本轮不到癌症。天花、鼠疫、流感，甚至寄生虫，都可以让大多数人活不到得癌症的那一天。

癌细胞的超能力

正如我前面所讲的，癌细胞和其他细胞一样，癌症也和其他疾病一样，它们的目标并不是破坏人体的功能，而是要生存下去。

美国科学家总结出了癌细胞在多年进化中所产生的 10 大特性：

- 自给自足的生长信号（Self-Sufficiency in Growth Signals）；
- 抗生长信号的不敏感（Insensitivity to Antigrowth Signals）；
- 抵抗细胞死亡（Resisting Cell Death）；
- 潜力无限的复制能力（Limitless Replicative Potential）；
- 持续的血管生成（Sustained Angiogenesis）；
- 组织浸润和转移（Tissue Invasion and Metastasis）；
- 避免免疫摧毁（Avoiding Immune Destruction）；
- 促进肿瘤的炎症（Tumor Promotion Inflammation）；
- 细胞能量异常（Deregulating Cellular Energetics）；
- 基因组不稳定和突变（Genome Instability and Mutation）。

癌细胞生存能力太强，远远超过了其他细胞。它们不仅不怕无氧的状态，还可以贪婪地抢走养分。为了生存下去，它们不仅在原发部位生长，还可以随着血液流向全身各处寻找更好的生长环境。遇到一些强大的外敌，比如化疗，它们甚至会快速地突变来获得更大的生存概率。

癌症的 10 大特性赋予了它们“超能力”。但是，癌细胞的问题在于它过于贪婪了，它们会以各种形式让宿主死亡，比如癌细胞脱落会造成大出血，癌细胞转移和浸润会影响重要器官的功能，癌细胞不断增殖会导致人体衰竭等。

随着宿主的死亡，曾经骄横跋扈的癌细胞也不得不随之死亡。由于它本身没有传染的能力，也就不能在某个区域内暴发。癌细胞仿佛进入了一个死胡同，想要保存自己的基因就要拼命地复制增殖，但是如果增殖过度杀死宿主，就会导致自身无法生存。或许，癌细胞自己也希望找到能和人类和谐共处的方式。

癌症是人类主动选择的结果

癌症越来越多，除了基因的选择之外，人类的主观选择也难辞其咎。我们知道动物也有癌症，但是其发病率要远低于人类，这是为什么呢？

自然选择似乎已经失去了主导地位，人类发明了一个新的选择方式，叫作“文明”或者“主动选择”。

正是因为有了文明或主动选择，人类学会了如何协作和农业生产，开始了工业革命，生活方式才出现了飞速的变化，我们的饮食、工作、体温调节、睡眠等方式也都产生了变化。

我们来看一种威胁现代人类健康的重要疾病——肠癌。黑猩猩和人类一样都是杂食性动物。它们最爱的就是各种水果，偶尔没吃的了才会吃一些昆虫，更多的时候它们只能吃草。吃草的问题在于，草能提供的能量非常有限，所以黑猩猩、大熊猫这样的动物似乎每天从一睁眼开始就吃个不停。

而工业化的食品生产、便利的食物制备和运输，让我们人类节约了很多吃饭的时间，来做其他更有意义的事。纵使很多人把吃当作人生的乐趣来源，但是我们确实在吃上面省下了太多的时间。每天摄取大量的纤维素会让你的排便不仅量非常大，而且十分顺畅和规律。而现代人高热量、高脂肪的饮食方式及久坐不动的生活方式，让肠癌的发病率变得非常恐怖。更严重的是，你明知道吃火锅会让自己的肛门疼痛不已，还是无法控制口腹之欲。

再说一下肺癌。吸烟对于生存和繁衍都没有作用，也是人类自主选择的结果。为了得到经济上的快速发展，我们无形中制造了更多能够提高肺癌发病率的物质，如工厂的烟雾、汽车尾气等。

吸烟、饮酒导致的肝癌，放射线导致的甲状腺癌，过硬和过烫的食物引起的食管癌，都可以说是人类自己创造出来的。还有很多疾病也是如此，比如糖尿病、高血压、胃溃疡等，它们都可以被称为“失配性疾病”。从这个角度来说，这些问题甚至不能称为疾病，而是由文明与进化所引起的副作用。假设让人类重新回到雨林或是草原，这些疾病也就自然消失了。

毫无疑问，随着文明的进一步发展，人类文明和自然进化这两条路会越走越远。但我们永远不可能再回到树上，想必此类失配性疾病会越来越多，无法避免。

癌症未来会走向何方

对抗癌症的方法，无论是手术、放疗还是化疗，都已经出现了很多年。为什么大家依然觉得癌症是绝症呢？为什么癌症治疗依然没有出现本质上的突破呢？

在鲁迅的文章《药》里，肺结核（文中叫肺痨）是最吓人的疾病，患者得病之后几乎必死无疑。人们只能期待“人血馒头”，期待这些封建迷信的方法，可以让自己死里逃生。然而，现在听到肺结核，我们基本上连眼睛都不会眨一下，因为我们知道这没什么大不了的。虽然现在肺结核依然不能完全根除，但是我们知道它没那么恐怖，可控可治，一般不会死人。

我们再来看看曾经非常恐怖的感染。在几百年前，得了严重的感染就是得了绝症。如今随着抗生素药物的发展，感染已经在人类致死性疾病中占据很小的分量了。为什么感染可以治愈而癌症很难治愈呢？

感染是由微生物，如细菌、真菌、支原体、衣原体等感染人体导致的，而这些微生物与人体细胞并不是一个物种，其生物学结构相差甚远。人类只需要针对微生物有而人体细胞没有的生物学性质去研发药物，就可以杀灭微生物了。在第二次世界大战中拯救了无数人生命的青霉素，就是通过破坏细菌有而人类没有的细胞壁结构而发挥作用的。而癌症（恶性肿瘤）是由机体的正常细胞发生基因突变而发展来的，其生物学特性与人类细胞固然有很大不同，但是本质上都属于同一个个体。现有的手术、放疗、化疗都没有办法精确地将两者区分开来，只有“杀敌一千，自损八百”。

当然，肿瘤细胞与正常组织细胞还是有很多差异的。目前，研究人员就利用这些差异研制了肿瘤靶向治疗药物，针对肿瘤细胞内异常激活的信号通路进行阻断。随着免疫治疗的发展，人们已经可以通过药物对机体的免疫细胞进行修饰，使其对癌细胞的识别度提高，从而提升免疫细胞对癌细胞的杀灭作用。

从本质上来说，癌细胞就像混入正常人体细胞中的卧底。虽然我们暂时无法识别它们，但相信人类未来一定会找到识别的方法，就像我们曾经找到治愈感染的方法一样。

治愈癌症绝非我们想象的那么遥不可及。但是治愈了这一所谓的绝症，一定还会有新的问题来困扰人类。活下来是永恒的主题，对于癌细胞来说是如此，对于人类来说更是如此。

32
人类还有什么器官不能换

1. 免疫力是好东西，但也会成为移植的阻碍。
2. 同卵双胞胎相当于基因的备份。
3. 完善移植法规，让更合适的人得到器官并不容易。
4. 人造器官，而不是死者器官，才是移植发展的最终目标。

Dr. X 说

移花接木原本指的是把一种花木的枝条或嫩芽嫁接在另一种花木上。在武侠江湖上，这种武林绝学可以借力打力，化腐朽为神奇。类似的武功还有慕容复的斗转星移和张无忌的乾坤大挪移。那么在医学的江湖上，也有这种神奇的武功吗？

没错，有的，那就是移植术。肝移植、肾移植、心脏移植技术都已经成熟。而最近几年，换头术也站在了风口浪尖上。如果能够完成头部移植，人类是否就可以长生不死了呢？

回顾器官移植的发展，它无疑是20世纪人类医学史上几个最伟大的医学突破之一，也是一门非常年轻的医学分支。

最早有记载的异体移植手术是在 1906 年，猪和山羊的肾脏分别被移植到了两个患者身上。很遗憾，患者很快就死亡了，因为当时人们不知道排异反应这回事。1954 年，美国波士顿的医学家约翰·哈特韦尔·哈里森（John Hartwell Harrison）和约瑟夫·默里（Joseph Murray）特别选择了一对双胞胎，成功完成了世界上第一例人体器官移植手术——肾移植手术。这次手术开创了人体器官移植的新时代。

移植最担心的是排异反应

最早的移植手术选择猪和山羊的器官给人类移植，患者为什么会立刻死亡？而后来选择双胞胎的器官为什么就成功了？

这就不得不提到免疫学的概念。免疫学涉及范围很广，概念也很复杂，常常被认为是医学研究生课程中最难的一门课。简而言之，免疫就是机体识别“自身”与“非己”的过程，对“自身”形成天然免疫耐受，对“非己”产生排斥。在正常情况下，这种生理功能对机体有益，可发挥抗感染、抗肿瘤等维持机体生理平衡和稳定的免疫保护作用。而当免疫功能失调时，它将会对机体产生有害的反应和结果。

移植医学最头痛的问题就是排异反应。排异反应一旦出现，就意味着移植的失败，甚至会造成患者死亡。其实排异反应分为两种。我们通常所说的排异反应是宿主抗移植物反应，简单来说就是人体免疫系统攻击外来的移植物，导致其死亡。比如，在肾移植、肝移植等手术中，自身免疫系统对其发起攻击，导致移植的肾脏和肝脏不能存活。还有一种排异反应可能大家并不熟悉，它与第一种相反，叫作移植物抗宿主反应，也就是外来的移植物攻击人体，比如血液移植中的移植物含有淋巴细胞，可能会攻击受移植者本人。不管是哪种排异反应发生，都会给患者造成严重的后果。

免疫系统为什么能识别“自身”与“非己”呢？因为每个人都有自己的“生物学身份证”，也就是人类白细胞抗原（human leukocyte antigen，HLA）。每个人的身份证号码都不重复。免疫系统就是靠检查每个细胞和组织的“生物学身份证”来区分是不是自己人的。一旦发现不是自己人，它就立刻展开攻击。由此可见，受体和供体的HLA相似性越高，发生排异反应的概率就越低。

简单来说，人的免疫系统很人性化，自己人当然可以常住，家里来了亲戚朋友可以让他们住一段时间，但是来了陌生人就得隔着大门说话了，如果来的是外星人和怪兽，那不仅不能让它们进入家里，还要拼个你死我活，绝不留一丝情面。

什么样的人最有可能移植成功呢

每个人都是唯一的，“生物学身份证”只在一种情况下会重号，那就是同卵双胞胎。也许你还记得高中生物的遗传学考试题，最常见的类型就是给出父母有什么疾病，让考生计算子女得相关疾病的概率。我们不妨再来回顾一下：在移植手术中，父母和子女配型一致的概率有多大？兄弟姐妹配型一致的概率又有多大？

这个问题可以这样分析，父母和子女的HLA肯定有一半相同，因为你的染色体一半来自父亲，一半来自母亲。虽然一半相同远远不够，但至少比陌生人的配型合适的概率高了许多，再加上一些特殊点位不出现排异反应，父母基本上就可以成为合格的供体了。因此，大部分时候我们看到的都是父母和子女之间的移植。而且在医院里，父母给子女捐赠器官的情况比比皆是，而子女捐赠给父母的却不多。在这里请给父母点赞，对你最无私付出的人只有他们。

那么亲生兄弟间的HLA是怎样的？答案是亲生兄弟间有1/4的概率完全相同，1/4的概率完全不同，1/2的概率一半HLA相同。可能有人要问了，那双胞胎的 HLA 一定完全相同吗？答案是否定的，这还得区分同卵双胞胎和异卵双胞胎。

异卵双胞胎是同时怀孕的两个不同个体，从遗传学上来说，他们和普通的兄弟姐妹没有什么区别。而同卵双胞胎是由一个受精卵分裂而来的，他们拥有完全一致的 HLA 表型。从遗传学角度来说，同卵双胞胎是两个基因完全相同的备份。

如果你有个同卵双胞胎的兄弟姐妹，应该感到庆幸。因为他 / 她不仅能陪你玩耍，与你一同成长，与你分享人生路途上的欢乐和悲伤，还能在关键时刻救你一命。但是，也正因为同卵双胞胎有着相同的基因，只要有一人带有某种遗传病的基因，另一个人也很难幸免。

患者什么时候才能等到需要的器官

许多电视剧都演绎过这样的桥段，主人公由于器官衰竭需要移植，但是因为移植器官供不应求，只能在移植名单上苦苦等待。有些人在机缘巧合下终于等到了器官，死里逃生；而有些人却阴差阳错地错过了移植的机会。在这样的过程中，一幕幕考验医生和患者良心的悲欢离合的故事不断上演着。

据不完全统计，中国每年有 150 万人因为末期器官功能衰竭需要移植，但能够完成移植的人只有极少数。由于目前国内器官移植的相关法律还不完善，中国的器官捐献率长期处于世界末位。合法通道的低捐献率与非法地下器官买卖的猖獗恰恰形成了跷跷板的两端，也加剧着恶性循环。

可喜的是，几年前支付宝上开通了快速注册器官捐献的通道，社会各界开始投入关注，期望寻找解决之道。

1984 年，美国通过了《国家器官移植法案》(*National Organ Transplants Act*)，并根据该法案成立了器官获取和移植网络（Organ Procurement and Transplantation Network，OPTN）。该法案规定，OPTN 是唯一一个能够与所有

器官捐献和移植系统中的专业人员相联系的组织，是公开独立的合作组织。这个组织在美国相关政府部门的授权监督下，由一家私人的、非营利机构来运行，颁布相关政策，开发检索查询系统，在美国全国范围内分配可用的器官。该法案还明令禁止出售和购买器官。1986 年，美国非营利机构——器官共享联合网络（United Network for Organ Sharing）首次与美国卫生部签订合同，代表政府运行 OPTN。经过 30 年的发展，全美各类移植中心已经达到上千家。

在美国，需要移植的患者由医生介绍到移植中心，是否需要移植由移植中心医生来评定。移植中心会进行多项检查，并对患者的心理及生理上的状况做出鉴定。如果移植中心决定接受这个人作为移植候选人，便会将他的医疗档案加入美国器官移植名单。该候选人此时还未开始排名。而患者的信息会在数据库中保存，并且不断更新。

只有在确认死亡、确认捐献器官之后，负责收集器官的移植协调员才会进入数据库。计算机在数据库中把供体特征与每个患者配对，然后按照 OPTN 器官分配政策产生每个器官的受体候选人顺序的名单。这大大减少了人为操作器官移植名单顺序的可能。

等待器官的时间因人而异，影响因素可能包括组织配型、血型、免疫状况和受者和供体之间的距离，接受移植的患者状态也要考虑其中。器官移植要给在名单上排队的第一位患者，但他也有得不到器官的可能。比如得到通知时，患者没有准备好，身体状态不能接受大手术，不愿意或不能马上移植。

苹果公司的联合创始人、前首席执行官乔布斯在 2004 年 8 月患了胰腺恶性肿瘤，准确地说是胰岛细胞神经内分泌肿瘤。医生建议他进行肝脏移植。在美国，患者要肝脏移植平均需要等待一年。但是，美国的移植法案是各州独立的，加利福尼亚州等人口密集地区等待时间更长，田纳西州等地区的平均等待时间只要 4 个月。于是，乔布斯就选择在各州都排队，很快就移植成功了。乔布斯自己后来说，他的肝脏来源于一位车祸死亡的 20 岁年轻人。虽然乔布斯后来只活了几年，但他的移植效果对于这样的恶性肿瘤患者来说依然非常理想，甚至堪称奇迹。

没有足够的器官可供移植怎么办

器官不够，无米下锅，那就造一些吧。人造器官的确是一个好办法。我们最熟悉的人造器官就是假牙，用金属或陶瓷材料制成的人工关节也是一种常见的人造器官。

老年人摔倒之后特别容易发生骨折，最常见的就是股骨颈骨折。由于这个部位血供很差，老年人本身的恢复能力也不好，手术复位后骨头很难再长好，于是很多老人只能在床上度过余生。股骨颈骨折甚至被称为“人生中的最后一次骨折”，患者在这次骨折之后就再也无法起床，未来的生活也成为一种痛苦的煎熬。自从人工关节置换技术成熟之后，这样的老年患者完全可以更换关节。目前的髋关节置换手术对患者的年龄完全没有要求，百岁老人换关节的情况屡见不鲜。我 80 岁高龄的外婆也是经历了双侧的关节置换手术，才得以重新行走。

生物瓣膜也是非常成熟的技术。我曾经碰到一位患者，靠近他的时候可以听到滴答滴答时钟跳动的声音。声音分明是从患者身体里发出来的，这让我非常好奇，后来才知道，这是金属瓣膜的声音。做过金属瓣膜置换手术的患者终生都要伴随着这样的滴答声，但这延长了患者的生命。用猪的瓣膜进行移植就不会有这样的滴答声，患者也不需要长时间服用抗凝药物，只是它的使用寿命稍短一些。

为了解决器官捐献者太少的难题，人造器官的发展正在慢慢兴起。除此之外，人工心脏、人工肺、人工皮肤和血管都早已成为现实，科学家们正尝试人工制造所有器官，甚至连人造神经元和人造大脑都已经有了雏形。

但是，人造器官的生物相容性一直是技术上的一个难题。人类之间的移植都面临着排异反应，没有生命的人造零件更难以和有生命的人体完全融合。在未来，我们期待新型材料的发现和生物医学工程的发展和突破。如果人造器官可以代替人体器官正常工作，那么我们就可以建成“人体零件工厂”，大量生产人体所需要的各种“零件”。这样人们就可以像换零件一样，随意地更换自己所需要的各种器官组织。也许这并不是电影桥段，很快就会发生在我们身边。

换头术到底能否实现

在不考虑道德伦理的前提下，单纯从技术上来说，换头术存在哪些问题？

第一，手术技术问题。在显微外科学高度发达的情况下，这已经不能成为问题了。在足够的麻醉和监护支持下，缝合所有的血管、肌肉、组织，甚至神经仅仅是时间问题。

第二，神经功能问题。我们知道，断了的手指，只要保存得当，缝合之后甚至可以恢复如初。但中枢神经和周围神经完全不同。人脑与脊髓相连接，组成了人体的中枢神经系统，是整个神经系统的控制中心。中枢神经一旦被切断，断端一般不能愈合，功能也得不到恢复，此时患者已经没了心跳呼吸，更没有恢复的时间了。

中枢神经系统的功能极其复杂，呼吸、血压、体温等基本生命状态的维持都靠脑干，它的位置在后脑勺，过去称之为“手术禁区”。这个部位只要有轻微的损伤，患者便九死一生。现在外科学技术虽然进步飞速，但是恢复脑干区域的神经连接依然让医生和科学家们望而却步。

针对这个问题，中国医生任晓平和意大利的学者塞尔焦·卡纳韦罗（Sergio Canavero）给出了自己的解释，他们认为经过特殊的聚乙二醇的处理之后，两个断端可以相互粘连。到目前为止，传说中的世界首例头部移植手术仍然没有在活体上完成。两位主角只是在尸体上完成了这样的研究，因此被许多人称为骗子。

这两位是不是真的骗子暂且不论，但是必须承认的是，科学总在发展，所有人们认定的东西都有可能被推翻。现在许多技术的发展，诸如干细胞、电刺激、特殊的聚乙二醇等，都有可能为换头之后的恢复打下理论基础。虽然这两位科学家没有做到，但保不齐哪个团队就能成为这项技术的开创者。

曾经我们认为人体器官移植是天方夜谭，但如今研究早就已经大量开展了。医学的发展不怕做不到，就怕不敢想。每个大胆的设想未来或许都有机会成为医学历史上浓墨重彩的一笔。

相关知识延伸

人类有非必需的器官吗

人体并没什么非必需的器官，但有时我们不得不舍弃一些器官。

人类的每个器官都是经历了千百万年的进化保存下来的，即使是人们动不动就切除的阑尾。曾经有这样一则传说，一个人在成为一名海员之前都要先预防性地切除阑尾，避免在航海过程中出现急性阑尾炎而危及生命。然而，近年来的研究表明，阑尾能分泌多种活性物质和消化酶等，可以促进肠管蠕动，影响人体免疫系统，维护人体肠道微生物平衡。

除了感冒、肺炎之类的疾病，其实现代医学没有什么疾病是可以完全根治的。所谓的“治好了”更多的时候是切除了病变器官本身。阑尾炎没办法控制，那就切掉阑尾；各种癌症无法逆转，我们就采取切除相应器官的方式来消除癌细胞。那么，我们还能切除什么呢？

▷ 胆囊

胆囊作为储存胆汁的器官，很容易发炎和长结石，一旦发作，绝对让人痛不欲生。全世界每天都有成千上万的人被摘除胆囊。

胆囊切除对人体有什么影响呢？手术后短时间内人体的消化功能可能会受到影响，但是时间久了胆总管可以逐渐取代胆囊的作用，对患者的日常生活基本没有影响。近年来有研究表明，胆囊切除术会增加患肠癌的风险，不过这个结论还存在一定的争议。

▷ 脾脏

脾脏其实是比较重要的器官，也是机体最大的免疫器官，不过如果脾脏出现外伤破裂无法修补，只能选择切除。

脾脏是人体最大的淋巴器官，摘除了可能会对人体的免疫功能产生影响，特别是儿童可能发生爆发性感染，对人体的造血功能也有一定的影响。但是对于成年人来说，切除脾脏的人在手术后和手术前的生活并没有什么明显的区别。

▷ 肾脏

众所周知，人有两个肾脏，相互备份，互相代偿。如果患者真的肾衰竭，代表两个肾脏都不行了，此时可能需要肾移植。

很多父母选择把自己的肾脏捐给孩子，而失去一个肾脏的人保留着另外一个健康的肾脏，可以完全不会受影响地正常生活。只是平常要注意不可过于劳累及使用肾毒性药物，要好好保护唯一的一个肾脏。

▷ 生殖器官

女性的子宫、乳房甚至卵巢，男性的睾丸都可能因为疾病而被迫切除。对于没有生育要求的女性来说，乳房和子宫切除之后主要是对外观和心理上有一定影响。而卵巢或睾丸切除后，如果患者及时补充激素，一般的生活不会受到大的影响，甚至可以正常过性生活。男性也不用担心自己会和古代清宫的太监一样失去男子气概。

▷ 胃脏和大小肠

患有胃癌、肠癌的患者，需要手术来完全切除胃脏、小肠或者大肠。部分切除胃肠可以对生活不产生很大影响，但如果完全切除胃肠道，患者的生活质量会大打折扣。

切除胃脏的人的消化吸收功能下降，没有地方储存食物，吃一点就会饱胀，或者出现反流、呕吐、腹泻等症状。而切除大肠直肠的人只能在腹壁造瘘，带着粪便袋子生活，对日常活动还是有较大影响的。

▷ 膀胱

膀胱是泌尿系统中一个极为重要的肌性器官，其功能为贮尿和排尿。与其他许多器官一样，膀胱也会发生恶性肿瘤，不得不手术切除。

膀胱全切除后，患者只能采用尿流改道或重建膀胱的方式来解决排尿问题。无论是什么方式，患者都需要持续佩戴尿袋，而且造口周围的皮肤很容易发生炎症、溃疡等并发症。这给患者的生活造成了许多不便，甚至严重影响到患者的社交活动和身心健康。

对于其他脏器来说，如果要切除就会非常影响生存了，比如心脏、肝脏、肺脏等。肝脏和肺脏可以切除一部分，但如果完全切除，患者就会很难生存下去。

其实，人类医学技术远没有想象中的高超。我们只是在对人体功能稍有理解之后，做出了权衡利弊之后的判断而已。

我们并不能真正治愈疾病，只能在疾病和功能之间做个艰难的选择。比如对于某些骨肉瘤患者来说，如果不锯掉腿，肿瘤就无法治愈，于是我们在死亡和运动之间极其艰难地选择了后者。谁愿意失去双腿？只是别无选择而已！

人体的每一个器官都如此宝贵、无可取代，切莫等到失去之时才后悔莫及。

33
为什么我们还不克隆人

1. 克隆人的主要困难在于伦理。
2. 伦理可不是生来就有的，而是人们后天制定的，或者说是约定俗成的。我们可以克隆猪和羊，就是不敢克隆人。
3. 克隆人还有对种群的影响、法律权益的问题，以及人类对社会混乱的担忧。

Dr. X说

1996年，举世瞩目的克隆羊“多莉”诞生，2018年我国宣布在国际上首次实现了非人灵长类动物的体细胞克隆，也就是不断登上各大媒体头版的克隆猴“中中”和“华华”。克隆猴的好处毋庸置疑，比如它们是研究人类精神疾病和退行性疾病的最佳模型；它们更好地做到了标准化，减少了实验动物的用量。据媒体报道，这是中国生物技术的再一次“弯道超车”。

克隆技术在这几十年间取得了巨大的进步。简单来说，克隆技术分为两类，一类是完整克隆技术，也就是克隆羊和猴这样的大动物；另一类是治疗性克隆技术，也就是克隆为医疗服务的人体器官。

治疗性克隆技术就是先将含有遗传物质的供体细胞的核移植到去除了细胞核的卵细胞中，利用微电流刺激等使两者融合为一体，然后再让这个人造细胞分裂繁殖发育成胚胎。当胚胎发育到一定程度后，再被植入动物子宫内使其怀孕，便可产下与提供细胞核者基因相同的动物。

关于克隆的技术细节，这里就不多说了。大家都相信，我们已经克隆出了猴，只要愿意，很快就能克隆出人。但为什么我们到现在不仅没有克隆人，还反复声明不做这方面的研究呢？这是因为伦理问题。

伦理从哪里来

伦理不是生来就有的，而是人们后天制定的，或者说是约定俗成的。一般认为，伦理就是人类社会在发展初期为了维护统治，也为了开展更大规模的人类协作制定出来的规则。

举个例子，我们都认为父母抚养子女、子女赡养父母是理所当然的事情，但这一点并不是写在人类基因里的规则。在动物界，大多数动物都不知道自己的父亲是谁，很多卵生动物连自己的母亲是谁都不知道。人类早期也是如此，没有基因检测，也没有接生医院的详细记载，更没有走失儿童的报案登记。一旦孩子在儿时与父母家人失散，大概率要与之终生形同陌路。

《未来简史》(*Homo Deus*) 不断重复，我们为之奋斗终生的东西，90% 都不是天然存在的，而是被人类赋予了意义的，比如权力、金钱、地位，甚至爱情、友情和亲情。伦理也是一样。

但是，伦理绝不是一成不变的。曾经中国的“三纲五常”和印度的种姓制度都是国家最基本的伦理道德，也是维护宗法等级秩序的重要支柱，但在今天的社会中，人人平等的观念早已深入人心。

动物界有伦理吗

我们大胆地克隆羊、老鼠和猴子，是因为我们坚信只有人类有伦理，动物界没有伦理。动物从来只被我们当作单个个体来讨论。

小时候看过《黑猫警长》吧？你一定对雌螳螂吃掉雄螳螂的情节记忆深刻。自体繁殖，雌雄同体，比如蚯蚓；性别可变，比如小丑鱼；和自己的后代繁殖，比如蜜蜂、蚂蚁。人类的伦理可不能推广到动物界。

更可怕的是，我们在逼迫动物进行“乱伦”，并且在很早以前就开始了。最有名的要数汉代的江都王刘建，他是汉景帝的孙子。这种诸侯王虽然能靠着祖上的封地衣食无忧，但也只能在自己的封地生活，无聊至极。有一天，刘建灵机一动，想试试两种相似但不同的动物合欢之后会怎样，好奇的他命人牵来一匹马和一头发情的驴子，并将其拴在一起。然后他用各种方法使马和驴达到性亢奋状态，使二者成功交配，于是就有了骡子。

而现代人类为了科学研究又搞出了狮虎兽、鲸豚、杂交斑马、灰白熊等。甚至人类克隆出动物后，还会让它和自然状态的动物交配，看看其能不能怀孕分娩。比如，2005 年，被韩国人克隆出来的小狗“史努比”在 5 年之后生出了克隆狗的后代，虽然这证实了克隆动物也有生育功能，但是想想它们生下来的小狗，身份多么混乱！日本研究者更是借助用克隆动物培育克隆动物的“再克隆”技术，成功地用一只实验鼠培育出了 26 代共 598 只实验鼠。

其实动物本身不喜欢乱伦，很多动物父母甚至会驱逐成年的子女。父母的领地不会经常变动，而子女一定会离开父母的领地。对于低等动物而言，生命周期很短，在子女性成熟之后，父母已经老去。即使有乱伦的环境条件，它们的生命和生育周期也不可能实现实际上的乱伦。

在克隆人问题上，人类在害怕什么

1. 对种群的影响

有一个非常重要的问题是，乱伦本身对种群的遗传有影响，会导致后代被自然选择所淘汰。显然对于人类来说，这一点很难出现，因为自然选择甚至都成了人工选择。等到基因检测技术更加成熟之后，我们甚至可以检测出更好基因的人，并对要克隆的人进行筛选。怕只怕过于优化，让基因表现平平的普通人自惭形秽。

这也是人们对于基因检测的担忧。倘若基因检测技术发展到我们一出生就会拿到一张基因名片，上面把每个人的基因优势和缺陷写得一清二楚，这是不是会丢失掉人的平等性，让人类一出生就被贴上三六九等的标签呢？

以飞行员为例，航空公司普遍对身体素质的要求比较严苛。哪个单位都不想要一个患癌症概率高的员工，所以携带癌症易感基因的人可能会面临即使目前身体健康却依旧找不到工作的情况。当然，受影响最大的莫过于医疗保险行业。基因发病率不同，保费还会一视同仁吗？不止如此，有犯罪倾向基因的人也不受待见，情绪差、精神不稳定的人同样没有工作单位想要。

如果你能提供一份优秀的基因检测报告，就能在求学、就业，甚至婚恋方面取得事半功倍的效果。那么作为父母，谁不想克隆一个基因更优秀的个体当孩子呢？公司老板们谁会不想要那些克隆出来的标准化的“精英员工”呢？

英国电视剧《黑镜》（*Black Mirror*）把基因选择的恐怖淋漓尽致地展现在人们面前。电视剧里，未来科学家开发了一个系统，并把它们植入军人的脑内。军人看到有基因缺陷的人群，就会把他们当作类似于“丧尸”的怪物，毫不留情地消灭掉。在普通人看来，杀戮和血流成河确实会让人不忍，但是大家都想让后代拥有更好的基因。基因选择似乎让法西斯的理论复活了。

2. 法律权益的问题

其实克隆人还涉及法律身份的问题。比如，他的父母是谁？是否享有和普通人一样的权利？他的器官可否用于给普通人治疗？有的人认为，一个人与他的克隆人，并非亲子关系，也非兄弟姐妹关系。但许多动物尚且不知道父母是谁，人为什么一定要知道父母是谁呢？

其实我们养了许多供给人类吃喝、做实验的动物。这次到了“养人”，有点让人手足无措了。在奴隶社会制度下，我们可是把人类同胞当作商品买卖的。当时奴隶的生命都是可以随意买卖的，更别说器官了。如果那时候的科学家能克隆人，古罗马的奴隶主一定不会反对。

3. 社会混乱的担忧

克隆人和被克隆人该如何相处？克隆人多了会不会引起社会的混乱？其实克隆人和被克隆人并无本质区别，你甚至没法分辨出谁是克隆的，谁是被克隆的。就像同卵双胞胎，如果成长环境不同，他们就会拥有完全不同的生活。但是，如果世界上出现了大量被克隆出来的“双胞胎”，并且无法保证每一对“双胞胎”都在不同的社会环境中成长生活，那确实会给社会带来混乱。

对于克隆是否有伦理问题，我本人并不持有任何态度。有人说，我们千百年来积累的社会伦理观念是人类区别于动物的根本所在。如果不把这个当回事，人和动物岂不是毫无区别了？其实人类和动物本来就没有本质的区别，只是我们智商上占据了一点优势。

克隆人的技术在某种程度上也是人类握在手中的“原子弹”，你可以控制住自己不用，但是武器在手，谁能保证永远不用？目前克隆技术似乎还没有发展到随心所欲的程度，但是未来呢？

知识小锦囊

克隆羊多莉后来怎么样了

1996 年 7 月 5 日，位于苏格兰爱丁堡市郊的罗斯林研究所里诞生了一只羊羔，取名多莉。美国《科学》杂志把多莉的诞生评为当年世界十大科技进步的第一项。

2003 年 2 月 14 日，多莉被执行了安乐死，只活到了 6 岁多。

隔天，美国《华盛顿邮报》《纽约时报》等媒体纷纷以动人的笔触，追述多莉短暂而不平凡的一生。

多莉生前患有严重的膝关节炎，并且长期受到进行性肺病的困扰。一般来说，羊通常可以存活 11 ～ 12 年，很多人猜测克隆出来的动物可能会出现早衰现象。

但事实并非如此。在多莉之后，科学家还克隆了许多只它的兄弟姐妹。其他的羊都经历了正常的生老病死，年龄也和正常的绵羊无异。多莉生前共生了 6 只小羊，科学家认为这可能是它罹患关节炎的原因，而肺部感染最终让它不得不提早离开世界。

34

现代医学到底是聪明的还是愚笨的

1. 现代医学看似厉害，但其实除了感冒，大部分疾病都不能完全治好。
2. 医学技术提高了，医生的能力却降低了。这是必然的事情，但并非坏事。
3. 我们相信没有什么病是治不好的，因为人类的数量足够大，历史留给我们的时间也足够长。

Dr. X 说

知乎上有个问题：现代医学已经恐怖到了什么程度？答案五花八门，有断肢再植、宫内手术、机器人手术、器官移植，等等。人类攻克了许多疾病，认识也突飞猛进，甚至认为自己可以通过努力治愈任何疾病。人们开始疯狂地追求“生”，甚至采取人体冷冻等技术，期待死而复生。我们认为只要加大投入、加快速度，就能让许多不可能成为现实，甚至永久地延续生命。

其实现代医学并没有多么恐怖。我们是发明了各种先进仪器，给重症患者用上呼吸机，气管上插上管，用上升压药，猛推强心剂，心跳没了也可以电击回来，用几个通道输血输液，但这只能让患者一时半会儿死不了而已。

虽然医学技术发展了，但现实是很悲哀的。我们对太多的疾病束手无策了，如癌症、心脑血管疾病、自身免疫疾病、糖尿病、颈椎病、白癜风，甚至连牛皮癣也是不治之症。对了，其实我们连青春痘都治不好。

技术发展了，医生的水平也提高了吗

其实最早没有“医学”这个词，治病救人的哲学在千百年来一直以一种神秘的方式缓慢发展着。其实很早以前，人们就已经体会到这门学科的重要性了。人们想要发展医学，却找不到方法，就去求助道士炼丹这种方式，或者编造出蟠桃和唐僧肉这样让人“长生不老”的灵药。没有方法，医学的发展就只能通过经验的积累和病例的总结来实现。每一步发展都需要无数人付出生命的代价，并且像蜗牛爬行一样缓慢。医学真正的突飞猛进，其实得益于工业革命之后技术的进入。

曾经的中医正骨高手伸手一摸就知道患者骨头哪里错位了，并且可以神奇地将其复位。但自从威廉·康拉德·伦琴（Wilhelm Konrad Rontgen）发现了X线，再到CT和磁共振的广泛使用，这样神奇的骨科医生越来越少了。一个实习医生就能从片子上看出患者的骨头哪里出了问题。

曾经的心血管老医生用一个听诊器就可以听出患者心脏的全部问题，如哪个瓣膜狭窄、哪个瓣膜关闭不全、心跳节律有什么问题。后来有了心电图和心脏超声，听诊器的使用率降低了许多，取而代之的是心电图和超声的报告。这些东西把患者的心脏问题描述得清楚透彻，通俗易懂。

这并不是医生水平的提高，而是技术的进步取代了人的作用。这种代替绝对是有益无害的，因为再厉害的医生都会犯错，而X线、心电图和超声却不会出错。

因此，我们知道医学的发展有两种方式，一种是提高人的能力，一种是技术革命。举个例子，在曾经的农业生产中，除了天气之外，农民插秧和收割的速度是决定个人收成的重要因素。农忙时期的麦客（流动着替别人割麦子的人）就是掌握这种技术的能手，在中国和西方都有这样一群人。想要提高收成，最直观的方法就是通过训练提高自己插秧和收割的速度，或者找麦客来帮忙。还有一种方法是你意想不到的，就是去支持对蒸汽机进行改良的瓦特。众所周知，后来蒸汽机的发明和工业革命的开展，让插秧机、收割机得以出现，从本质上改变了农业生产的节奏。

在收割机面前，再厉害的麦客也比不上；在心脏超声、心电图、血管造影面前，再厉害的把脉技能也只能相形见绌。

不得不承认，由于现代科学的发展，技术越来越强了。人的能力变得更加专而精，患者常常需要反复排查，才能找到真正擅长治疗自己疾病的医生。

现代医学是不是在用“笨办法”

看看现在如雪片般纷飞的医学论文，不得不说很多人都在做“提高割麦子速度”方法的研究，如站着割还是弯着腰割，跪着割还是蹲着割，拿刀割还是拿斧子割。细胞基因一个一个干扰，实验动物基因一个一个敲除。但人类基因组含有约 31.6 亿个 DNA 碱基对，疾病的机制有成千上万个，我们要干扰到什么时候？

目前在肿瘤研究面前，我们能做的就是把患者的生存期延长几个月，好的也就几年而已。能延长还算是好的，更多的研究是白费功夫，稍有起色的也只是在细胞上有效，其中只有很少一部分可以用于动物，能安全给人用的微乎其微。

你一定听过“猴子和打字机”定理[①]。如果无数只猴子在无数台打字机上

① “猴子和打字机”定理的基本思想是无数多的人员和无数多的时间组合在一起能产生任何东西。

随机地打字，并持续无限久的时间，那么在某个时候，它们必然会打出莎士比亚的全部著作。

现在的医学研究虽然没有这么笨，但方法也并不聪明。好在人类的数量足够多，历史留给我们的时间也足够长，我们的机会还有很多。

说个聪明的办法来听听

因为认知的限制，现在没有人能准确地做出预测。就像老农民无法知道工业革命和持续了几千年的插秧收麦之间的关系；商店的营业员更不会知道原来是互联网抢走了自己的工作。已经普及的 4G 网络，也不只是让人们看电影更方便了，而是把移动支付全面铺开。如果网速不够快，扫码半天没反应，谁还会去移动支付?

正是因为如此，我虽然无法预测未来，但是知道下一次的医学进步一定是方法学上的进步。就像人类必须要有显微镜才能知道细菌的存在，必须要有 X 射线才能了解腹中的情况。

人工智能就给了我们期待的理由。假如人类的医学发展真的像猴子和打印机的关系一样在试错中艰难前行，人工智能的学习和计算就会让猴子更快地打出莎士比亚的著作。即使思路还是那个思路，速度却能快上几个量级。

我们也许再也不会看到数以万计的研究人员在实验室里刷试管、洗杯子、一个药一个药地配比、一个孔一个孔地加样。未来所有的研究过程都可以在计算机中模拟进行。

无论什么时代，我们都用着我们了解并且可用的最聪明的方法。没有人有先知的眼睛，但是很幸运，我们在这个科技加速启动的时代，或许人人都能拨云见日。

35
愚昧和科学：医学的真谛是什么

1. 一种新技术被发明之后，很多人都会过来“蹭热度”，如纳米医学、量子医学等。但很遗憾，这些大部分都是无效的。
2. 现在认为愚昧的医学，在当时看来都很神奇。同样，现在认为先进的方法，未来回过头再看，可能也非常愚昧。愚昧和科学之间，差的只是时间而已。

Dr. X 说

医学看似先进，却依然有太多的愚昧存在。“以形补形”“胎盘大补”“断食疗法”“打鸡血”“放血疗法”“何首乌延年益寿”，这些看似荒谬、愚昧的医学方法都在人类历史的某个阶段流行过，甚至延续至今。

在世界范围内，在人类历史上，愚昧和科学一直在不停地碰撞。从巫术、放蛊、求神拜佛到现在的精准医学、个体化治疗，没有过去的经验教训，就没有现在的悬壶济世、妙手回春。

神奇的电击

人们发明了电之后，对于这种看不见、摸不着，却可以点亮灯泡、驱动机器的神奇物质产生了前所未有的崇拜。

电击治疗一度风靡全球。18 世纪，当生物电第一次被发现，也就是当死亡的青蛙接触电火花时出现腿部抽动时，人们就开始疯狂地电击一切东西。意大利物理学家乔瓦尼·阿尔迪尼（Giovanni Aldini）把一场死刑做成了电疗的展示。在犯人被吊死之后，电流通过他的全身，尸体突然面目狰狞、四肢抽动，在场的所有人都认为尸体在电疗下复活了。

从此以后，凡是常规手段难以治愈的疾病，都有人宣称可以电击治疗，比如风湿病、恶性高热、黑死病等。

1880 年，一位美国医生发明了一种电梳子，号称可以治疗脱发、头痛、头晕等病症。他就靠一把梳子赚得盆满钵满。此后他再次出手，推出了“电胸衣”，号称可以成为女性“肥胖和瘦弱的平衡剂”；给男性用的“电腰带”也被发明出来，号称可以让男性雄风再现。回头想想现在所谓的电疗仪，都是一个世纪以前人们玩剩下来的小儿科。

但是，电击治疗并非一无是处。心电图、脑电图作为非常有效的检测手段被发明出来，心脏科医生用电起搏器来调节患者的心率，甚至用电除颤器来挽救濒临死亡的患者；深部电刺激被用在帕金森病患者身上，让颤抖、僵硬的患者恢复正常的生活。

磁疗真能治百病吗

现在有许多产品贴着磁疗的标签，如磁疗枕、磁疗仪、磁疗鞋垫等。

磁疗的理论来源于 18 世纪七八十年代，一位名叫安东·梅斯梅尔（Anton Mesmer）的医生居然受到神父的影响，被磁力治疗洗脑，且一发不可收拾，他甚至在自己的毕业论文中创立了一套颇具有迷惑性的磁疗体系。从此以后，梅斯梅尔便开始利用自己的体系在欧洲的皇室招摇撞骗。最后，法国科学院为了证实磁力治疗是否具有科学性，甚至把大名鼎鼎的本杰明·富兰克林请来进行调查，调查结果证实，磁力根本不存在。

其实，磁疗被用得最火的地方就是做睡眠治疗。患者接触磁力后好像出现了肌肉疲倦，很快就睡着了，这也是在中国风靡一时的磁疗枕的来源。磁疗再一次被神化成包治百病的神奇方法，如今依然有大批的中老年人购入各种磁疗产品。这些产品有没有效，可能只有卖家知道。

磁力为现代医学做出了巨大的贡献。我们最耳熟能详的就是磁共振检查，它把现代医学推进了一大步。特别提醒一点，磁共振是强磁场，金属物品千万不能带进检查室。

疯狂的手术

外科学发展至今，从理发师到外科医生，就是一双灵巧的手加上一把锋利的手术刀，所以外科医生也被称为“一把刀”。把患病的地方切除成为治愈疾病的最好方法。

1823 年，杂志《柳叶刀》由托马斯·瓦克利（Thomas Wakley）创立。他以外科手术刀——柳叶刀（lancet）的名称来为这份刊物命名，而 lancet 在英语中也是“尖顶穹窗”的意思，借此寓意着期刊立志成为“照亮医界的明窗”(to let in light)。

疯狂的手术首先要提到放血。对于高血压患者来说，放血确实可以降低他们的血压；对于躁狂症患者来说，放血确实可以让他们安静下来（准确地说是虚弱下来）。

另外，为了治疗便秘，英国医生威廉·兰恩（William Lann）开创了切除患者结肠的手术，此后患者再也不会便秘，但变成了每日腹泻。兰恩还认为，隐约的腹痛和全身不适是由肾脏下垂引起的。经过检查，他发现肾脏偏低的患者需要开腹做肾脏固定手术，也就是用缝线把肾脏固定住。

此后，扁桃体切除手术也风靡起来。当时人们认为切除扁桃体，儿童就会远离感冒；切除包皮，孩子就不会手淫。

外科医生被神化后，自己也陷入了疯狂状态。在普法战争时期，甚至出现了外科医生的截肢比赛。针对下肢重伤的患者，医生一刀切断患者大腿的所有皮肤和肌肉，再用锯子锯断腿骨，之后用电烙铁一烫，皮开肉绽，止住出血。这种手术最快不到 3 分钟就能做完，甚至因为医生的速度太快，不小心切掉了患者的睾丸。

不要以为这种粗暴的手术非常荒诞。在当时看来，这是治疗疾病的唯一方法；也不要以为现代的手术多么先进和微创，现在有很多手术连医生自己都不知道到底是否真的利大于弊。

生病是因为没吃对

除了每天吸入的空气之外，我们每天吃的食物和喝的水，是人类与外界交流的最重要的渠道。

假如你吃对了，就不会生病；如果你生病了，就一定是吃出的问题。吃，早已不只是为了填饱肚子，更是为了强身健体、延年益寿。

欧洲贵族以酒带水，在水污染严重的城市里可以保证卫生；在寒冷的冬季，一杯白兰地可以让人从脚底暖到头顶；饮酒之后的感觉甚至成为精神治疗的佳品。正因为这些好处，从中世纪开始，无论在中国还是西方，饮酒都是一种上层社会的健康生活方式。

但现代的研究已经证实，酒不仅没有保健作用，长期饮酒还会引起多种疾病。所谓的暖身，只是让你的热量更快地消耗掉而已；而所谓的精神放松，只是对大脑的一种麻醉。

难道酒对于医学就没有贡献吗？当然不是。人们偶然发现酒可以起到消毒作用，进而发酵出高纯度的酒精，将其作为早期的消毒剂，并沿用至今。

有人会认为现代观念很神奇，传统观念愚昧无知，那是因为他们永远只能站在一个时间点上。过去的医学观念已经是那个年代的人们通过汇集所有信息所得出的最令人信服的方法了，就像现在的肿瘤化疗、放疗、靶向治疗，都在艰难地延长着患者的生存时间。

一项新技术被发明出来后，很多人都会过来“蹭热度”，如纳米医学、量子医学等。医学作为一门治病救人的科学，并不能脱离世外。浮夸、激进、虚伪、怯懦、贪婪，都在医学中表现得淋漓尽致。所谓代价，不过是人的生命罢了。

过100年后再往回看，我们又会得到什么样的评价呢？

患者经常问我：“最好的疗法是什么？给我用最好的！”其实，医学和其他学科一样，从来都是在不断变化的，永远没有绝对的对与错，永远没有黄金标准，也没有最好的疗法。即使是现在的医学金律，未来也有可能被彻底推翻。

现在最好的方法，在未来看来可能就是最好笑的方法。愚昧和科学之间，差的只是时间而已。

未来，属于终身学习者

我这辈子遇到的聪明人（来自各行各业的聪明人）没有不每天阅读的——没有，一个都没有。巴菲特读书之多，我读书之多，可能会让你感到吃惊。孩子们都笑话我。他们觉得我是一本长了两条腿的书。

——查理·芒格

互联网改变了信息连接的方式；指数型技术在迅速颠覆着现有的商业世界；人工智能已经开始抢占人类的工作岗位……

未来，到底需要什么样的人才？

改变命运唯一的策略是你要变成终身学习者。未来世界将不再需要单一的技能型人才，而是需要具备完善的知识结构、极强逻辑思考力和高感知力的复合型人才。优秀的人往往通过阅读建立足够强大的抽象思维能力，获得异于众人的思考和整合能力。未来，将属于终身学习者！而阅读必定和终身学习形影不离。

很多人读书，追求的是干货，寻求的是立刻行之有效的解决方案。其实这是一种留在舒适区的阅读方法。在这个充满不确定性的年代，答案不会简单地出现在书里，因为生活根本就没有标准确切的答案，你也不能期望过去的经验能解决未来的问题。

湛庐阅读App：与最聪明的人共同进化

有人常常把成本支出的焦点放在书价上，把读完一本书当作阅读的终结。其实不然。

时间是读者付出的最大阅读成本
怎么读是读者面临的最大阅读障碍
“读书破万卷”不仅仅在“万”，更重要的是在“破”！

现在，我们构建了全新的“湛庐阅读”App。它将成为你“破万卷”的新居所。在这里：

- 不用考虑读什么，你可以便捷找到纸书、有声书和各种声音产品；
- 你可以学会怎么读，你将发现集泛读、通读、精读于一体的阅读解决方案；
- 你会与作者、译者、专家、推荐人和阅读教练相遇，他们是优质思想的发源地；
- 你会与优秀的读者和终身学习者为伍，他们对阅读和学习有着持久的热情和源源不绝的内驱力。

从单一到复合，从知道到精通，从理解到创造，湛庐希望建立一个“与最聪明的人共同进化”的社区，成为人类先进思想交汇的聚集地，与你共同迎接未来。

与此同时，我们希望能够重新定义你的学习场景，让你随时随地收获有内容、有价值的思想，通过阅读实现终身学习。这是我们的使命和价值。

湛庐阅读App玩转指南

湛庐阅读App结构图:

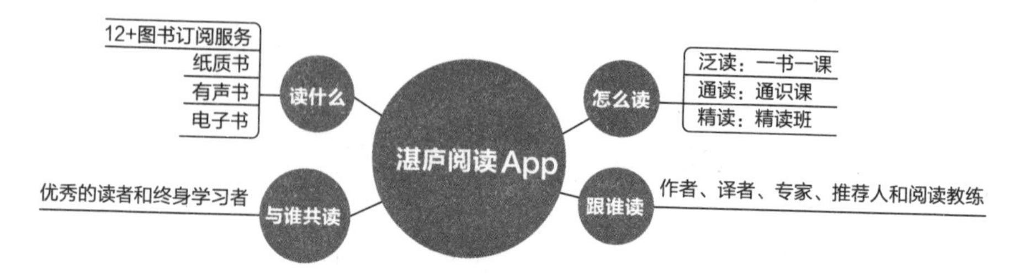

三步玩转湛庐阅读App:

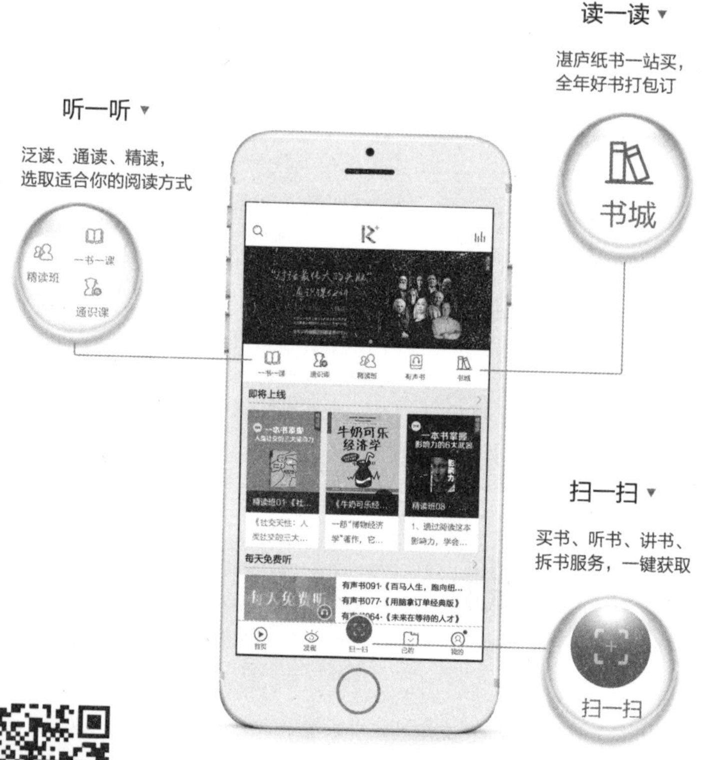

App获取方式：

安卓用户前往各大应用市场、苹果用户前往App Store直接下载“湛庐阅读”App，与最聪明的人共同进化！

使用App扫一扫功能，
遇见书里书外更大的世界！

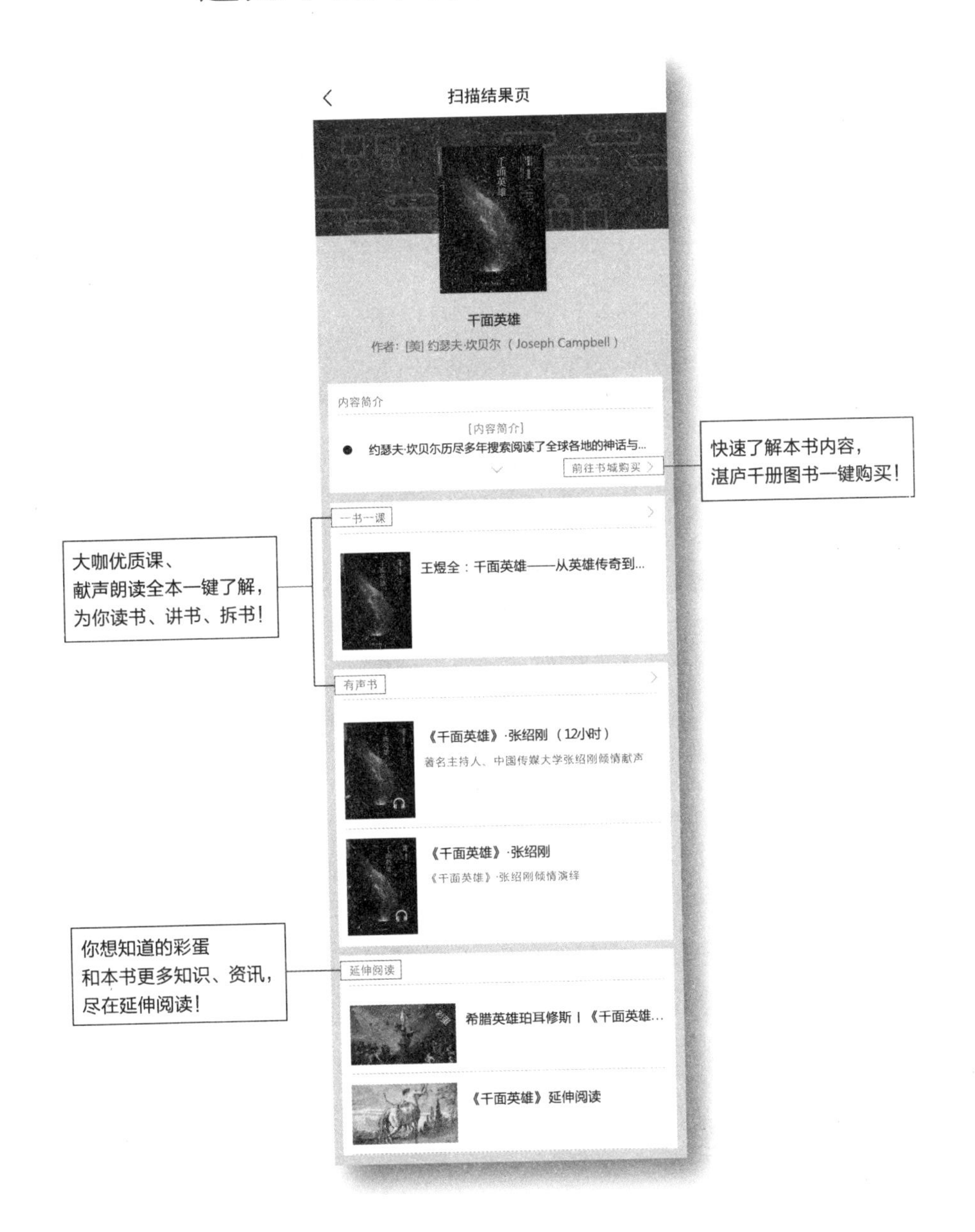

延伸阅读

《儿童用药家庭必备方案》

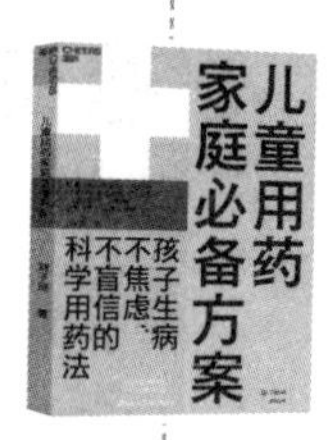

◎ 数十万妈妈信赖的专业药师，15 年三甲医院一线药师经验；18 种儿童常见病，覆盖 0 ～ 6 岁孩子 99% 的用药问题；一本书解决家长不会用药、不敢用药的日常难题。

◎《健康报》社总编辑周冰、《婴幼儿睡眠全书》作者小土大橙子、儿科医生孔令凯、辣妈帮联合创始人兼总裁王安静、“菜妈和钱爸”创始人菜妈、丁香医生内容总监杜一单、丁香妈妈母婴新媒体内容主编彭建樱联袂推荐！

《医生最想让你做的事》

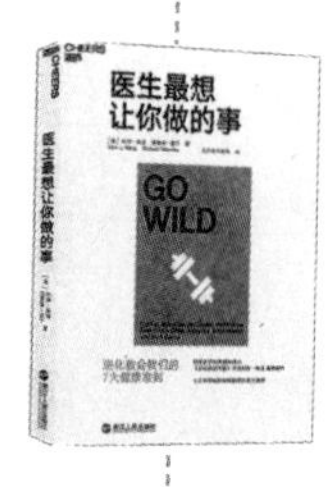

◎ 哈佛医学院教授约翰·瑞迪，写给每个人的健康生活指南！从饮食、运动、睡眠等 7 个方面入手，用科学的方案，带你打造一个更健康、更幸福的未来！

◎ 北京医师跑团的医生们担纲翻译，他们是北京市各大著名三甲医院的医务人员，同样对书中内容做出肯定并强烈推荐！

《医生最想让你读的书》

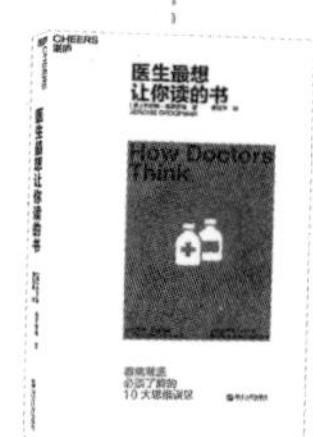

◎ 一本剖析医疗思维错误的警示性大作，21 世纪医生的“思考圣经”，探究医生诊治背后的动力与思维过程，揭示造成误诊的 10 种常见思维误区。

◎ 一本引导患者向医生主动发问和质疑的书。通过了解医生的思维过程，患者可以学习如何提问，知道如何表达才能帮助医生更好地做出判断，远离被误诊。

◎《纽约时报》畅销书，出版界“奥斯卡”鹅毛笔奖健康类获奖图书。

《协和医事》

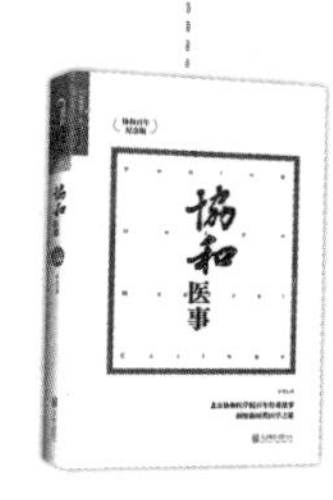

◎ 为何全国人民看病上协和？为何东单 9 号院诞生了如此之多的好医生？作者一针一线、细细揭秘百年协和传奇故事，带你领略新鲜的趣闻和久被遗忘的历史。

◎ 有一种力量，有一种做事的选择和方式，虽不大声，但绵延，自成宇宙。郎景和、冯唐联袂推荐！

图书在版编目（CIP）数据

学会看病 / 徐昊著 .—郑州：河南科学技术出版社，2020.4
ISBN 978-7-5349-9910-9

Ⅰ.①学… Ⅱ.①徐… Ⅲ.①疾病-诊疗-基本知识 Ⅳ.①R4

中国版本图书馆 CIP 数据核字（2020）第 049977 号

上架指导：医学科普

出版发行：河南科学技术出版社
地址：郑州市郑东新区祥盛街 27 号 邮编：450016
电话：（0371）65788613 65788629
网址：www.hnstp.cn
责任编辑：慕慧鸽
责任校对：路 慧
封面设计：ablackcover.com
版式设计：湛庐CHEERS
责任印制：朱 飞
印 刷：石家庄继文印刷有限公司
经 销：全国新华书店
开 本：965 mm ×710 mm 1/16 印张：17.5 字数：280 千字
版 次：2020 年 4 月第 1 版 2020 年 4 月第 1 次印刷
定 价：69.90 元